Estratégias na Neurose Obsessiva

Psicanálise Lacaniana

Segunda Edição

Luiz Renato Gazzola

DEDICATÓRIA

Este livro é dedicado a Astolpho (in memoriam), Irene, Marta,
Luciana, e Mario

Índice

APRESENTAÇÃO

A NEUROSE OBSESSIVA, AINDA...

Por Sérgio de Castro, psicanalista, Escola Brasileira do Campo Freudiano

Vemos finalmente publicada parte substancial da tese de Doutorado em Psicanálise para a Universidade de Paris-VIII de Luiz Renato Gazzola.

Como esclarece o autor na Introdução, se parte do trabalho inicial foi retirado a fim de reduzi-lo em sua extensão, o que não deixamos de lamentar, o que foi dado à publicação é profundamente estimulante e atual.

Refiro-me aqui a uma atualidade que pode ser tomada por duas vias. De um lado, a partir do amplo recenseamento histórico, passando por formulações que hoje localizamos como típicas da primeira clínica de Lacan, e atingindo as mais tardias elaborações lacanianas, quando o eixo do debate será todo ele localizado no termo real e em suas determinações de um inconsciente definido então como um aparelho de gozo.

A essa atualidade conceitual temos a demonstração da

existência da neurose obsessiva nos dias de hoje, tal como afirma o autor na Introdução, e que ganha um alcance que, sem a leitura do presente livro, não suspeitaríamos com facilidade.

Como se verá ao longo da leitura, se já nos primórdios da psicanálise a discussão em torno do termo *realidade* era sempre problemática, hoje, nesse nosso mundo desprovido de simbolismos coletivos, onde se constata que o Outro não existe mais, a realidade, ou o caráter virtual da mesma – talvez possamos dizê-lo depois da leitura do livro – torna-se quase que evidente. Inconsistência do Outro que relança de forma surpreendente a discussão sobre a neurose obsessiva e suas estratégias num mundo que parece então muito adequado a ela. As "emoções fortes" evocadas pelo autor, tão típicas dos chamados esportes radicais quanto as virtualidades de realidades construídas ao sabor das exigências de gozo do *falasser*, não nos remetem a um palco bem atual onde, do horizonte de sua platéia, vigia a figura da morte confrontada então com a agressividade que as virtualidades mascaram, ou com as performances que a inconsistência do Outro suscita? E não estamos aí em pleno domínio de estratégias que por sua vez, como indica o autor, exigirão outras tantas da parte do analista?

Convém lembrar também que, se em alguns de seus capítulos há o desenvolvimento de uma complexa argumentação que toca o âmago do pensamento analítico, noutros o autor nos apresenta o que talvez possamos chamar de uma introdução de alta qualidade, visto que jamais incorrendo em simplificações que possam comprometer o rigor e a fecundidade próprias da psicanálise, ele torna o livro indispensável tanto para o analista experiente quanto para o principiante.

INTRODUÇÃO

Pode causar estranheza que um livro seja dedicado nos dias de hoje ao estudo psicanalítico da neurose obsessiva, a respeito da qual, nesse referencial, temos a impressão de já saber tudo. Porém, a clínica das neuroses sob a perspectiva psicanalítica tem sofrido constantes ataques. Um bom exemplo é o caso do desaparecimento da histeria enquanto entidade clínica, sob os auspícios da Associação Psiquiátrica Americana em seu manual diagnóstico DSM-IV™. Assim é que hoje em dia, psiquiatras no mundo inteiro que compartilham a orientação daquela organização deixaram de reconhecer a autonomia e consistência da neurose histérica, cuja sintomatologia ficou esfacelada e distribuída em entidades tais como "transtorno conversivo" e "transtorno dissociativo". Curiosamente, a neurose obsessiva sobreviveu em parte aos esforços daquela corrente de pensamento, em cujo manual as descrições do "transtorno obsessivo-compulsivo" e do "transtorno de personalidade obsessiva" ainda são bastante próximas daquelas nas quais podemos reconhecer facilmente a entidade clínica originalmente descrita por Freud. Entretanto, a coincidência descritiva não indica por si só que o conceito psicanalítico de neurose obsessiva permaneça intacto.

Há muita confusão entre os termos utilizados nos manuais diagnósticos psiquiátricos e o conceito de neurose obsessiva tal como é geralmente empregado pelos psicanalistas. Não são conceitos que possam ser inteiramente superpostos, pois dizem respeito a recortes clínicos diferentes, e a referenciais diversos. Historicamente, os sintomas hoje descritos como fazendo parte do "transtorno obsessivo-compulsivo" e da "personalidade obsessiva" foram postulados como resultantes de mecanismos psicodinâmicos de defesa semelhantes, a saber, isolamento, anulação e formação reativa. Uma explicação psicanalítica possível para certa independência nosológica que os psiquiatras de hoje identificam nessas duas entidades estaria na idéia de que o predomínio do isolamento e da anulação como defesas preferenciais levaria à produção de sintomas obsessivos e compulsivos, ao passo que o predomínio da formação reativa conduziria aos traços de personalidade anal tais como a preocupação com a ordem, a avareza, a teimosia, a rigidez emocional.

Do ponto de vista da psicanálise lacaniana, temos uma outra abordagem. A idéia das estruturas clínicas indica que todo sujeito não psicótico e não perverso navega, estruturalmente falando, pelo campo das neuroses, e a opção neste campo — melhor dizendo, a escolha da neurose — seria entre a neurose histérica e a neurose obsessiva (reduzindo-se a neurose fóbica, na tradição freudiana, à histeria de angústia). Aqui, estamos falando mais de uma posição estrutural do que de uma entidade nosográfica, e mesmo que estivéssemos falando de uma entidade nosográfica, é preciso saber que a nosografia psicanalítica não é, nem de longe, idêntica à nosografia psiquiátrica. A primeira organiza-se em torno da modalidade assumida pela fantasia fundamental como máquina de gozo, ou seja, o diagnóstico considera a modalidade de gozo do sujeito e sua relação com o seu objeto, enquanto a segunda, modernamente, tem se organizado em torno do sintoma.

Assim, em termos de posição obsessiva, vemos que o sujeito se vê às voltas com determinados impasses simbólicos que giram em torno de alguns temas e operadores, que mencionaremos em breve. Como resultado desses impasses, o sujeito obsessivo apresenta uma certa estratégia que é observável na clínica psicanalítica. Por exemplo, certo obsessivo pode apresentar-se como o avalista do pai, aquele que assume como sua a dívida simbólica do pai, pela qual ele pagará para sempre, trabalhando como um escravo. Tal outro sujeito obsessivo utilizará como estratégia a "falicização" dos seus objetos, ou seja, emprestará a cada objeto de uma série interminável uma espécie de valor fálico, o que pode redundar, entre outros efeitos, em comportamentos de colecionador. Outro ainda estará preso numa paralisia temporal em que o futuro é sempre adiado, enquanto tal outro estará às voltas com a indecisão entre dois objetos amorosos, um idealizado, o outro degradado, mantendo o seu encontro com o objeto como algo da ordem do impossível. Ora, a prevalência de tais posições estruturais supera em muito o número de sujeitos que efetivamente apresentam clinicamente obsessões e compulsões propriamente ditas. Para a psicanálise, tal discrepância poderia ser explicada pelo fato de que é apenas quando a estratégia do sujeito falha que a neurose clínica aparece, só então ocorrendo nítida produção de sintoma. Um exemplo disso está na clássica descrição do caso do Homem dos Ratos, cuja neurose só se manifesta em toda a sua intensidade a partir do encontro traumático com o capitão cruel.

Quando se perde de vista o que acabamos de sublinhar, a clínica cede o lugar à avaliação dos "doentes" através de "escalas", tais como a GOCD (*Global scale of severity of obsessive-compulsive symptoms*) ou a GORS (*Global obsessive-compulsive rating scale*). Mais grave ainda: a neurobiologia propõe atualmente um sítio anatômico onde podem ser pesquisadas mudanças fisiológicas, senão patológicas, ligadas aos "transtornos obsessivo-compulsivos", o que conduziu alguns médicos a tentar duas técnicas de psicocirurgia para tratar esses distúrbios, a cingulectomia e a lobotomia estereotáxica. Fiéis ao reducionismo do pensamento psiquiátrico contemporâneo, autores representativos da corrente acima identificada propõem, por exemplo, a seguinte passagem:

O transtorno obsessivo-compulsivo é um transtorno caracterizado por pensamentos repetitivos e intrusivos (obsessões) e/ou comportamentos ritualísticos (compulsões) que são reconhecidos pelo indivíduo como irracionais e causam prejuízo significativo no funcionamento social, ocupacional e interpessoal do indivíduo. ... Historicamente o transtorno obsessivo-compulsivo tem sido relativamente refratário ao tratamento. Entretanto, esta situação mudou consideravelmente com a descoberta da eficácia do antidepressivo tricíclico hidrocloridrato de clomipramina no tratamento do transtorno obsessivo-compulsivo na ultima década. (Pigott T, 1988, nossa tradução)

Ressaltamos nessa definição a ocorrência de termos tais como "irracionais", "funcionamento social e ocupacional," e a idéia da "eficácia" do tratamento químico comparado ao fracasso da abordagem clínica clássica ("refratário ao tratamento" – o autor derruba de uma penada só todos os avanços da clínica psicanalítica). A estratégia aqui adotada é a da supressão química da sintomatologia, conduzindo à readaptação do indivíduo ao funcionamento social e ocupacional. Apesar dessa dita "eficácia", um outro autor (Karno M, 1988) confessa-se perplexo com a progressão do "transtorno obsessivo-compulsivo" que era "antigamente considerado um distúrbio raro mas que atinge hoje, muito precisamente, 6.025.000 cidadãos dos Estados Unidos da América". Vê-se bem que o dito "transtorno obsessivo-compulsivo" continua a provocar transtorno... e a contrariar as expectativas otimistas dos neurocientistas.

Isso não nos surpreende. Disse Lacan no congresso da Escola Freudiana de Paris em 1978 (*Lettres de 1 'EFP*, nº25): "Não é certo que a neurose histérica ainda exista, mas há certamente uma neurose que existe, que é o que chamamos de neurose obsessiva."

Sim, a neurose obsessiva existe, e mesmo mais do que nunca:

trata-se da neurose contemporânea por excelência. É preciso, então, continuar a falar dessa neurose, de forma a resistir à destruição de nosso campo pela ideologia que acabamos de descrever, da qual a última novidade, que faz furor na América, é a "Single-session therapy." Pode-se ler, de fato, em um número do hebdomadário US News and World Report, de Washington DC, um artigo intitulado "Os fast-psy dos anos 80", que mereceu o seguinte comentário da imprensa francesa (Courier International, nº66, de 6-12.2.1992):

Jacques Lacan, iniciador das sessões curtas e ultra-curtas, teria apreciado a single-session therapy, novidade analítica que consiste em receber uma vez, e apenas uma vez, os pacientes em sofrimento psíquico? Nesta trepidante década, os shrinks (redutores de cabeças) da América, a quem Sigmund Freud havia prometido, outrora, trazer a peste, teriam finalmente conseguido transformar a cura em sinecura?

É na contracorrente desses acontecimentos que este texto se posiciona, de maneira que, além da neurose obsessiva, foi escolhido para seu título outra palavra-chave: estratégias. Trata-se de uma estratégia do tratamento, porque este livro será construído de um ponto de vista clínico. Abordarei em detalhe casos clínicos de diversos autores, dando atenção constante ao que se passa nos diversos momentos da análise dos obsessivos. Esse termo faz igualmente referência ao texto que tornou-se clássico, "A direção do tratamento e os princípios de seu poder", onde Lacan introduziu aquilo que vai ocupar o lugar central de nossa elaboração, a estratégia. Estratégia, podemos ler nos dicionários, é a arte de fazer evoluir um exército em um teatro de operações até o momento em que ele entra em contato com o inimigo. É a parte da ciência militar que diz respeito à condução geral da guerra e à organização da defesa de um país – operações de grande envergadura, elaboração de planos. É o conjunto de ações coordenadas, de manobras com vistas a uma vitória.

Trata-se efetivamente de um combate. Um combate no qual, ao contrário do que é proposto pela corrente que criticamos, o que está em primeiro plano não é uma visão adaptativa daquilo que faz desordem, mas uma certa estratégia. É, de fato, no conceito de estratégia obsessiva que se tratará de captar a posição subjetiva que está em jogo nessa neurose.

Ora, quando dizemos que a neurose obsessiva é a neurose moderna por excelência, é que acreditamos que ela é a conseqüência de uma certa posição do sujeito, que guarda uma estreita relação com o discurso capitalista do mundo atual - donde a sua progressão. Essa posição será examinada ao longo do livro. Podemos adiantar que ela é balizada por um certo número de chaves ou operadores: a função do pai, a dívida, o significante fálico, a realidade, o tempo, a morte, o desejo. É em torno desses significantes-mestres que o sujeito organiza a estratégia que lhe permite manter sua posição.

Por outro lado, a estratégia que nos interessa é também aquela do analista na direção da tratamento. É por essa via que vamos encontrar todo um debate histórico no campo da psicanálise, debate do qual a neurose obsessiva sempre foi um dos trunfos principais. Trata-se de um debate que só ganhou seu esclarecimento a partir de Lacan, que se preocupou em corrigir os diversos desvios técnicos que o tratamento da neurose obsessiva sempre encorajou. Sim, pois é preciso interrogar por que encontramos, na literatura analítica, tantas propostas terapêuticas relacionadas justamente à neurose obsessiva, tais como as "técnicas ativas" e a análise das "relações de objeto". Em que a estratégia do sujeito obsessivo provoca tais respostas da parte dos analistas? Por quê, além disso, essas estratégias quase sempre redundam em fracassos?

É a partir destas interrogações que vamos propor um certo número de hipóteses. Talvez os impasses acima citados ocorram porque o outro do desejo é o "A menos *phi*," como diz Lacan. A falta no Grande Outro faz do desejo um enigma profundamente ligado à estrutura da castração. No Seminário 8, Lacan afirma que "o sujeito só pode satisfazer a demanda do outro rebaixando-a, fazendo deste Outro o objeto de seu desejo", objeto que, em função da falta, por definição não pode ser um objeto total. Toda tentativa de modificar esta situação está fadada ao fracasso, porque não se pode mudar a esse ponto um fato estrutural. Tais desvios teóricos constituem a base mesma da idéia de que a neurose obsessiva é refratária ao tratamento psicanalítico, exigindo a intervenção biológica para o seu manejo. Parece-nos que é também em torno da questão da "realidade" que esses analistas fracassaram. Realidade é um conceito que é investido, freqüentemente, de forma ingênua. Os pós-freudianos – e mesmo Freud, em certa medida – fundamentam-se em uma estratégia em que a realidade está bem no centro, mas desconhecem certas particularidades da posição do sujeito obsessivo frente a esta realidade. Essa posição obsessiva é especialmente adequada para demonstrar alguns dos postulados de Lacan nesse debate, particularmente no que diz respeito ao falicismo do mundo do obsessivo.

A estratégia dos pós-freudianos é aquela da esfera. A noção de objeto parcial é uma descoberta fundamental da psicanálise, se compreendermos este "parcial" como aquilo que faz do objeto o centro, a chave do desejo humano. Houve, entretanto, uma tentativa de apagar essa descoberta, retomando-a em uma dialética da totalização. O objeto parcial foi transformado em objeto redondo, total, esférico. A soma de toda uma série de objetos parciais não faz um objeto total. O ideal do objeto esférico e da harmonia genital está por traz de uma certa concepção da psicanálise, o que conduz a uma clínica que não deixa de encontrar, a todo momento, os seus próprios impasses. O obsessivo é particularmente difícil de ser enquadrado nestas concepções estreitas, porque o falicismo de seu mundo – é o que trataremos de demonstrar – não se presta a essa estratégia da totalidade.

Outros dois pontos que examinaremos com cuidado, e que respondem igualmente pelos fracassos dos tratamentos dos obsessivos, é a relação desses sujeitos com o tempo e com o gozo. É nesse exame que residem algumas das hipóteses fundamentais deste trabalho. Essa perspectiva, como vimos, nos deixará com freqüência frente à questão da posição do sujeito diante da realidade. Será que a realidade, ponto que desde o debate entre Pierre Janet e Freud tem marcado a história da psicanálise, é ainda um assunto para nossas elaborações de hoje? Outra vez, como aconteceu na escolha do tema da neurose obsessiva, poderíamos pensar que já sabemos tudo a respeito da realidade.

Ora, certos progressos recentes das ciências aplicadas nos mostram que a questão da realidade, da mesma forma, nunca esteve tão na crista da onda. Para considerar esse problema, abrirei um parêntese que é um pouco anedótico, mas que guarda sua pertinência na medida em que dá testemunho daquilo que um certo uso pragmático dos *gadgets* criados pela ciência pode nos reservar para um futuro próximo. O risco do qual falaremos já fora vaticinado por Lacan desde 1972, no texto "Jacques Lacan en Louvain", (revista *Quarto*, nº3), onde ele dizia: "Há um discurso que está proliferando, e engendrando numerosos filhotes terrivelmente incômodos, a saber, o discurso científico, que cada vez mais, enfim, está aí iminente, ameaçando por sua presença, pela idéia de que tudo vai ser regularizado em termos mecânicos, de balística, de equilíbrios, de correntes, e depois, quanto mais soubermos, melhor será, e logo saberemos todos como produzir tal ou tal tipo de individuo, aquele que saberá marchar no mesmo passo com todo mundo."

Vejamos então o parêntese anedótico. Trata-se mais uma vez de dois artigos publicados na imprensa mundial, um no *Nikkei Ryutsu Shimbun*, de Tóquio, e o outro no *The Wall Street Journal*, de Nova York. O primeiro aborda a "realidade virtual", e o segundo propõe um uso "terapêutico" das novas técnicas de simulação e de computação gráfica, bem ao gosto norte-americano.

O primeiro artigo nos traz as seguintes informações:

"Os sistemas de realidade virtual (VRS) são uma nova técnica informática, permitindo ao homem entrar num espaço virtual, mover-se nele, e tocar objetos que não existem realmente. Na sua origem, pesquisas foram efetuadas sobre esta técnica pela

NASA, entre outros, para dirigir por computador os robôs colocados em locais afastados ou em ambientes onde o homem dificilmente pode trabalhar. A utilização dos VRS nos lazeres, no design e no marketing tende a se expandir largamente. Geralmente, utiliza-se um capacete-tela, luvas para captar os impulsos das mãos, e um traje que transmite os deslocamentos do corpo. Receptores detectam os movimentos da cabeça e das mãos da pessoa que vestiu o dispositivo, e a imagem na tela infográfica multidimensional muda reagindo aos receptores: o homem assim ligado ao sistema tem a sensação de penetrar realmente nas imagens de síntese, um universo surpreendente, cheio de estrelas cintilantes, de efeitos especiais e de música arrebatadora.

O segundo artigo nos faz saber que os amantes de sensações fortes, nos Estados Unidos, podem, a preço também forte, sentarem-se na cabine de um avião de combate e visar caças supersônicos em um simulador de vôo, ou então fazerem vôos reais e exercícios de tiro sobre falsos lançadores de mísseis Scud. Nos Estados Unidos, os combates aéreos, reais ou simulados, começam a fazer furor. Trata-se, dizem os americanos, de "uma terapêutica de choque para realizar suas fantasias e liberar sua agressividade em toda impunidade". "A gente acaba por não saber que está diante de seu pai ou de seu irmão, ele torna-se o inimigo", explica Douglas Coles, 19 anos, que afirma ter esquecido que seu pai Michael Coles, executivo de um banco nova-iorquino, encontrava-se no avião em frente. Para preparar psicologicamente os aficcionados antes da batalha, os pilotos os encorajam a recordar as más ações do inimigo. Assim um pai, visando o avião do filho adolescente, apertou o gatilho urrando no microfone: "Arrume a bagunça do seu quarto!" O artigo conclui afirmando que as simulações de combate aéreo "devem ter um real valor terapêutico": sócios atiram um no outro, advogados se batem contra seus clientes, maridos contra mulheres...

Podemos supor que a proposta de técnicas de intervenção direta e total sobre a realidade com fins ditos terapêuticos vai deixar brevemente de pertencer ao domínio dos filmes de ficção científica. Após as tentativas de adaptar o homem à realidade, avançamos hoje para pretender tornar a realidade algo de virtual para assim adaptá-la ao homem. O que parece hoje divertido e anedótico não deixará, no futuro, de introduzir problemas éticos consideráveis. Não é exagero dizer que a própria sobrevivência da psicanálise é ameaçada pelo furor dessas novas tecnologias. O debate sobre a posição do sujeito diante da realidade, portanto, nada perdeu de sua atualidade.

Assim é que a importância clínica e histórica da difusão das idéias de Lacan a respeito da realidade e da neurose obsessiva justifica por si só a escolha do tema do nosso livro. É a partir da estratégia lacaniana que poderemos resgatar a essência da clínica psicanalítica, resistindo à sistemática invasão de nosso campo que tem caracterizado o pensamento neuropsiquiátrico atual, de um lado, e mais globalmente o discurso da ciência, de outro. Procuraremos, ao longo do livro, definir uma estratégia lacaniana para a direção do tratamento do obsessivo que possa dar conta da relativa ineficácia de outras técnicas psicanalíticas no manejo dessa estrutura clínica.

****

Para concluir esta introdução, gostaria de detalhar o caminho a seguir. Abordarei os já citados grandes operadores valorizados por Lacan no obsessivo: o falicismo, a questão do pai, a dívida, o gozo, o tempo, a morte. Trata-se de fazer uma "metapsicologia lacaniana" da neurose obsessiva, que é importante para a compreensão da estratégia que devemos adotar com esses sujeitos para o período da análise em curso, isto é, para-além da entrada no tratamento. Vale aqui uma advertência: os dois primeiros capítulos são talvez demasiado densos, e deveriam ser tomados como roteiros de estudo para aqueles que se interessam mais formalmente pelos conceitos neles tratados. O leitor menos interessado nos aspectos acadêmicos não deve se deixar desencorajar pela aridez dos dois primeiros capítulos, pois um material mais leve e mais clínico despontará nos capítulos subseqüentes. Uma citação de Lacan sobre as "feras do real" vai merecer um longo comentário, que será ilustrado por uma série de exemplos da literatura e mitologia, com Molière, Plauto, Jean Genet, Pierre Corneille, Fernando Pessoa, Homero e Ovídio; e da clínica, com Anna Freud, Ernest Jones e Serge Leclaire. Finalmente, como não poderia deixar de ser, o Homem dos Ratos será longamente abordado e, para terminar, o final da análise será tema de uma breve discussão. As idéias lacanianas sobre a estrutura e a fantasia obsessivas em suas relações com a pulsão, vão fornecer os subsídios para essas considerações sobre o final da análise.

 É assim que pretendo desenvolver este livro, marcado pelo esforço, sempre incompleto, de sublinhar a importância de uma decifração precisa da neurose obsessiva, no sentido de revalorizar a clínica psicanalítica. O estímulo para este percurso teve sua origem em uma observação de Freud de 1925, em *Inibições, sintomas, angústia* (ESB, Imago, Rio de Janeiro, 1976, vol.20, p.136), que data portanto de três quartos de século atrás, mas que continua, a meu ver, válida até hoje:

"A neurose obsessiva é, sem dúvida, o objeto mais interessante da pesquisa analítica, entretanto o problema que ela apresenta ainda hoje não está solucionado."

****

Tenho alguns agradecimentos a fazer. Dois psicanalistas contribuíram decisivamente para este trajeto. São eles: na linha pessoal, além da orientação lacaniana, Jacques-Alain Miller, e na linha acadêmica, Serge Cottet, o orientador de minha tese de doutorado Novo Regime pela Universidade de Paris VIII na qual este livro se baseia (incluí aqui pouco mais de um terço do que foi tratado lá, omitindo, por falta de espaço, o exame de todas as referências freudianas à neurose obsessiva, o estudo crítico das técnicas propostas por vários analistas pós-freudianos, o exame do conceito de realidade em Freud e Lacan, e toda a estratégia da entrada em análise, que examinamos sob a luz da manobra chamada de *retificação subjetiva*). Agradeço também aos colegas da Escola Brasileira de Psicanálise e da Associação Mundial de Psicanálise, e aos docentes da Universidade de Paris VIII, que me ajudaram com sugestões, referências bibliográficas, leituras e comentários. Não os cito nominalmente para evitar omissões injustas, pois são muitos. Agradeço ainda a Sérgio de Castro pelo prefácio e pela amizade, a Angelina Harari pela competente edição, a Reginald Blanchet pela revisão do texto original, e à agência CAPES pelo financiamento tanto da pesquisa na França, quanto de minha estadia como professor visitante da Universidade Federal de Minas Gerais, o que me proporcionou a oportunidade de reescrever o texto para esta versão brasileira. Finalmente, agradeço aos meus familiares, de quem roubei muitas horas de convívio durante a elaboração do livro.

Luiz Renato Gazzola

New York City, 20 de outubro de 2001

CAPÍTULO 1 – O OBSESSIVO, O FALO, E A QUESTÃO SOBRE A EXISTÊNCIA

Afirmei na introdução que o falicismo do mundo do obsessivo é um dos obstáculos maiores ao sucesso das diversas técnicas propostas pelos pós-freudianos, na medida em que, nessa estrutura, a proeminência do falo não se presta às concepções da realidade enquanto esférica, o que condena ao fracasso todas tentativa de totalização.

Para chegar a demonstrar o que proponho, será preciso efetuar um percurso um pouco complexo, de forma a apreender as diferentes acepções do conceito de falo em Lacan. Este conceito não é unívoco ao longo de sua obra, daí a dificuldade de nossa tarefa. Se nos limitarmos a seguir a ordem cronológica dos trabalhos, encontraremos momentos nos quais Lacan parece voltar a considerações que ele já havia ultrapassado. É o caso notadamente de certas passagens do Seminário

8, quando são comparadas com certas formulações de "Subversão do sujeito".firmei na introdução que o falicismo do mundo do obsessivo é um dos obstáculos maiores ao sucesso das diversas técnicas propostas pelos pós-freudianos, na medida em que, nessa estrutura, a proeminência do falo não se presta às concepções da realidade enquanto esférica, o que condena ao fracasso todas tentativa de totalização

A questão do falo se espalha assim sobre vários anos na teoria lacaniana: ela é inicialmente elidida, para ocupar mais tarde uma posição pivô que começa a se fazer valer no texto "De uma questão preliminar". Essa posição é modificada e consolidada ao redor de "A significação do falo", e continua a evoluir até o deslocamento da ênfase em direção ao objeto *a*, a partir do Seminário 11. Este deslocamento, entretanto, já vinha sendo preparado desde o Seminário 8, que faz figura, a esse respeito, de ponto de virada decisivo, com a distinção entre *phi minúsculo* e *phi maiúsculo*.

Convém não omitir as diferentes concepções, que vamos retomar ao longo deste capítulo. Apesar de tudo, acredito que podemos identificar um fio condutor que tomará toda a sua importância para a compreensão da estrutura obsessiva: o falo funciona como um ponto de referência para o sujeito na questão de seu ser. De fato, pode-se dizer, em certo sentido, que a estrutura obsessiva é organizada em torno do significante fálico. Vamos examinar esse ponto em detalhe.

Em um primeiro tempo de seu ensino, Lacan não sublinha verdadeiramente a função do falo. A clínica das neuroses é considerada dentro das relações do sujeito com o eu, o outro especular e o Grande Outro: é o período de "O estádio do espelho" e do "Esquema L", onde o neurótico é entendido como sendo afetado por um defeito de identificação que faz com que ele se situe fora de seu eu. A identificação é entendida com estando do lado do narcisismo. Esse modelo atinge seu pico, no que diz respeito à neurose obsessiva, em um texto intitulado "A psicanálise e seu ensino",[1] de fevereiro de 1957, comportando, entretanto, já uma novidade em relação aos anos anteriores: a aparição da noção de transferência de gozo, em oposição à inércia imaginária do gozo que estava anteriormente admitida. No capítulo sobre a "metáfora das feras", dedicarei um grande número de páginas ao exame desse texto de 1957, naquilo que ele contribui para esclarecer a estratégia obsessiva, mas também em suas limitações, que dizem respeito justamente à evolução do lugar do falo na teoria lacaniana. Esta será uma tentativa de renovar a leitura desse texto, introduzindo nele a questão do falo. Reservemos portanto para mais tarde o estudo desse primeiro modelo "fora do falo", e passemos ao momento no qual Lacan adiciona a imagem fálica à relação dual do estádio do espelho, o que se verifica em torno do texto dos *Escritos* sobre a psicose ("De uma questão preliminar..."), redigido em janeiro de 58 e resumindo as elaborações dos seminários dos dois anos precedentes. Isto é bem legível no esquema R, onde Lacan desenha justamente o eixo imaginário como referenciado no falo:[2]

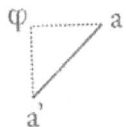

É assim que, interrogado pela clínica das psicoses, Lacan formula uma identificação que não está mais em relação com o eu enquanto imagem de si, enquanto semblante próprio – isto é, uma identificação que não é mais narcísica, mas torna-se verdadeiramente fálica, o que põe em valor a conexão entre a identificação e o gozo.

A função fálica se introduz assim, na teoria lacaniana, no coração da identificação, e a partir do gozo. Em outras palavras, ela traduz a tomada em consideração da incidência do significante sobre o gozo.[3] O falo faz então, quanto ao gozo, ponto de estofo entre o simbólico e o imaginário. Inicialmente, Lacan privilegia assim a função imaginária do falo, mas enquanto pivô da função simbólica, e isso, nos dois sexos.

Em "De uma questão preliminar...", já notamos o embrião de um desdobramento no status do falo: de um lado, falo imaginário, de outro, significante. Pela metáfora paterna, a função do falo é colocada como uma significação evocada no imaginário do sujeito. Podemos então reconhecer um falo correlacionado à mãe, símbolo do objeto imaginário de seu desejo, e um falo correlacionado ao pai enquanto significação, um falo nomeado pelo Nome-do-Pai.[4]

"A significação do falo" traz formulações sobre o falo enquanto semblante. Podemos igualmente encontrar essa teoria do falo na "Observação sobre o relatório de Daniel Lagache", onde Lacan trata das relações entre o falo e os ideais do sexo – nós o entendemos pela articulação entre *menos phi* e *i(a)*.[5] Em "A significação", Lacan fala da "marca fálica do desejo" e faz referência ao fato de que a própria ostentação viril parece feminina,[6] o que equivale a dizer que os dois corpos são femininos desde que procuremos significar o falo pela vertente do semblante. Esse falo que feminiza sempre indica apesar de tudo como os dois sexos se referem ao masculino: a conclusão desse texto afirma que só há uma libido, que é de natureza masculina, como já dizia Freud.

Entretanto, "A significação do falo" estabelece o falo como dedutível da própria estrutura do significante, não forçosamente ligado ao Nome-do-Pai. O falo se vê assim ligado ao ser do sujeito, e, na expressão "significação do falo", percebemos que o sujeito tem uma certa consciência da função fálica (a significação é o que escapa ao recalque).[7] Esta incidência sobre o ser e sobre a significação do sujeito começa a situar as relações entre o falo e a questão subjetiva inscrita no título deste capítulo.

Os reflexos dessa formulação se fazem notar a partir do Seminário 6, que é ministrado logo após a escrita do texto "A significação do falo": Lacan faz ali observações a propósito da questão da metáfora paterna, e o falo começa a ser correlacionado com a falta-a-ser. É nesse sentido que a teoria vai evoluir: em 1965, o falo já estará claramente posto em relação com a falta-a-ser.[8] Não voltaremos a tratar em detalhe neste capítulo a primeira fase da teoria do falo (até os anos 57-58). A segunda fase, a partir do Seminário 6, será abordada aqui mais livremente, fora de referências cronológicas, guardando em mente, entretanto, este percurso teórico.

É assim que Lacan, no Seminário 6, considera o falo em uma

posição de referência, enquanto significante que preside a identificação e que organiza as relações do sujeito com o desejo – mas ele aponta assim mesmo uma disjunção entre o falo e o desejo. Essa disjunção nasce da posição especial e ambígua do falo: ele é um órgão real, ele faz parte da imagem do corpo, ao mesmo tempo em que é revestido de uma função significante.

Ora, de acordo com a posição freudiana, Lacan estabelece que a criança está na posição de ser o falo enquanto significante daquilo que falta à mãe. Esta significação fálica é entretanto obtida a partir da relação do sujeito com o desejo da mãe, submetido por sua vez à incidência do Nome-do-Pai. Muito precisamente, porque o desejo se distingue da demanda justamente no fato de que é submetido à lei. Nesse registro de ser o falo, o sujeito pode encontrar um primeiro ponto de referência, porque existe nesse nível, na cultura, uma lei de intercâmbio – a lei da aliança e do parentesco – capaz de definir um certo número de relações fundamentais que regulamentam o desejo.

Entretanto, essa montagem apresenta, para o sujeito, dois pontos fracos. De uma parte, o sujeito é ele próprio um ser desejante – seu desejo é a própria expressão de seu ser. Ora, todo desejante está logicamente em falta de alguma coisa. Isso perturba essa relação, que deveria, não fosse por isso, ser perfeita, entre a criança e a mãe. Esta criança, que poderia ter definido como objetivo último de sua existência preencher o desejo da mãe, fica ela própria submetida à falta, pelo fato de que o desejo da mãe está alhures. A partir de um certo momento, o sujeito que poderia ter sido definido como sendo o falo, não o é mais, *ele falta a ser*, e é aí que ele não pode mais apreender a si mesmo. O desejo, condição da afânise subjetiva, encontra-se assim interposto sobre o trajeto desta "funcionarização" do sujeito como sendo o falo.[9]

De outra parte – segundo ponto de tropeço – Lacan nos lembra que o falo, fora de seu lugar de significante do desejo, é igualmente um órgão que funciona como instrumento do gozo. Enquanto órgão, o falo não está integrado no mecanismo do desejo, que se situa em outro nível. Esse órgão real faz parte da imagem do corpo; o sujeito figura-se assim a possibilidade de tê-lo, e conseqüentemente aquela de ser privado dele.

O neurótico se vê assim confrontado com esta escolha: ou bem ele não é o falo já que o tem, ou bem, se o é, é o falo para o Outro, portanto não o tem. É nesse jogo da dialética intersubjetiva que o neurótico experimenta a abordagem de seu desejo como uma ameaça de perda. Voltaremos sobre esse ponto muito importante: a posição do neurótico comporta assim um resto estrutural. Em toda tentativa de resolução, o sujeito fica sempre em uma posição desconfortável: aquela do perigo para o falo, ou aquela de sua ausência. Esse resto estrutural, como veremos, é um dos fatores que impedem que o neurótico chegue a estabelecer uma totalidade.

Esse drama subjetivo do neurótico em sua relação com a falta-a-ser é magistralmente descrito por Lacan, quando declara o seguinte a propósito de Hamlet:

Este sujeito, no momento em que se aproxima de seu desejo, em que ele acaba de pôr o dedo nele, em que precisa escolher não ser ninguém, ou ser pego, absorvido inteiramente pelo desejo devorante da mulher, em que logo em seguida ele é ordenado a ser ou não ser, a fazer vir ao dia o "to be" da segunda parte que não tem o mesmo sentido da primeira, o "não ser" da estrutura primordial do desejo, se vê oferecida uma alternativa. Para ser, isto é ser o falo, ele deve ser o falo para o Outro, o falo marcado; para ser o que pode ser como sujeito ele fica oferecido à ameaça de não o ter.[10]

Assim, nesse momento da elaboração de Lacan e que corresponde aos anos 58/59, vemos um sujeito que falta a ser e que não consegue mais apreender-se. É aí que encontramos uma problemática que desempenha um papel importante na teoria lacaniana das neuroses: aquela da questão subjetiva, lançada a partir desses pontos de tropeço. Já no início do ano 1957, em "A psicanálise e seu ensino", Lacan define a neurose obsessiva como uma tentativa de resposta à questão sobre a existência: "Não ficaremos surpresos, com efeito, ao perceber que a neurose histérica e a neurose obsessiva pressupõem em sua estrutura os termos sem os quais o sujeito não pode ter acesso à noção, na primeira, de sua facticidade em relação a seu sexo, e, na segunda, de sua existência. À qual uma e outra dessas estruturas constituem uma espécie de resposta."11

Logo nos parágrafos que se seguem a essa passagem, Lacan utiliza os termos "pantomima" e "ficção" para caracterizar essas respostas do sujeito. O que Lacan sugere é a noção de uma estratégia que o neurótico põe em jogo para contornar o drama subjetivo. Trata-se de uma estratégia do semblante, que toma sua mola do registro imaginário. Isso consiste, para o obsessivo, em fazer semblante de poder ser o falo como um recurso para manter ativo seu desejo, a despeito da impossibilidade estrutural ligada à dialética que acabamos de comentar.

É importante todavia não considerar essas respostas do neurótico como simplesmente ilusórias. Trata-se de uma diferença de peso entre a clínica lacaniana do semblante e aquela dos pós-freudianos, que tentam corrigir o erro de apreensão da realidade. O neurótico, diz Lacan ao responder às questões de seu sexo e de sua existência, tem mesmo um começo bem orientado. Assim, se colocamos a questão de saber porque o neurótico "se engana", arriscamos cair na "parvoíce de uma função qualquer do real"[12] e de voltar a concepções totalmente ultrapassadas, como as de um Pierre Janet. Para Lacan, o neurótico, nessa estratégia do semblante, não faz figura de enganado, ao contrário, é ele quem tenta enganar o Outro. Freud, diz Lacan, não cai nessa armadilha. A verdadeira questão a se colocar é: "A quem o neurótico engana?". É logo na página seguinte que Lacan fala da estratégia de enganar a morte e utiliza a metáfora das "feras do real", que comentaremos mais tarde no capítulo 3.[13]

Nesses textos que nos ocuparam até o momento, Lacan notava o falo pelo símbolo *phi minúsculo*. Ora, o phi minúsculo correspondia a uma função essencialmente imaginária, reforçada ainda pela notação *menos phi*. Trata-se de um "significante imaginário", diz Lacan, isto é, que pede emprestado seus elementos a tudo o que é da ordem do imaginário. Assim, o *phi minúsculo* define a proporção entre os sexos, e ele é traduzido no nível da imagem por *menos phi*, que representa o que toma lugar de desejável no outro sexo, o que encontramos ou não encontramos no corpo do outro. Esta função *phi minúsculo* é assim reenviada à questão de ter ou não ter o falo enquanto significante que está no corpo. O desejo feminino encontra seu significante no corpo do parceiro, revestido de uma função significante que faz fetiche. Para o homem, esse órgão não pode ser encontrado no corpo de sua parceira, pelo bom motivo de que ela não o tem. Isso não impede que o corpo todo da mulher seja então investido de significação fálica. Mas nos dois casos, estamos sempre no imaginário: este falo como significante do desejo é fundamentalmente um semblante − é um órgão "significantizado" por excelência, mais ligado ao imaginário.

A teoria do imaginário em Lacan vai, num primeiro tempo, de par com as idéias de Freud. Através do narcisismo, este último postula que o investimento libidinal fundamental é aquele da imagem própria do sujeito. Na teoria freudiana, o eu adquire nos *Três ensaios sobre a sexualidade* o papel de reservatório original da libido. Lacan igualmente introduz a noção do eu como uma função imaginária (em "O estádio do espelho"), o que supõe que a libido seja imaginária e que o desejo seja ligado às imagens. A esse respeito, poderíamos assinalar a passagem bem conhecida de "Subversão do sujeito": "A função imaginária é aquela que Freud formulou como presidindo o investimento do objeto como narcísico. Foi a isso que nós mesmos voltamos, ao demonstrar que a imagem especular é o canal adotado pela transfusão da libido do corpo para o objeto."[14]

Mas Lacan, mesmo antes da formulação do objeto *a* como

causa do desejo, já começa a se sentir sem espaço nessa teoria do imaginário e do narcisismo, à medida que avança nele o conceito de gozo. Jacques-Alain Miller assinalou[15] que o gozo em Lacan se encontrava anteriormente no nível do imaginário. Isto é patente quando, a propósito de Schreber, ele fala do "gozo narcísico de sua imagem" no espelho.[16] De uma libido freudiana corporal, Lacan vai partir para uma libido lacaniana que não se encontra no corpo, o que vai puxar a necessidade lógica de deslocar a ênfase em direção ao gozo.

É no Seminário 8 que encontramos o início dessa virada. Lacan introduz aí um novo significante do falo, notado como phi maiúsculo. Este movimento na teoria lacaniana se explica pelo projeto de repensar a libido freudiana:[17] o Seminário 7 põe em cena a questão do gozo, e um ano mais tarde Lacan procura definir um significante do gozo. O *phi minúsculo* não é mais suficiente para dar conta dessa dimensão - enquanto significante do desejo, ele não pode ser ao mesmo tempo o significante do gozo. Na medida em que o próprio Freud avança na direção de tornar a libido incorporal em relação a *das Ding*, Lacan tenta igualmente deixar o imaginário em sua formulação do gozo. Separa-se então o falo imaginário e a *libido*, diferentemente do que encontramos em "A significação do falo", que os confunde. Lacan no Seminário 8 tenta "desfalicizar" a libido, tenta passar da teoria imaginária da libido para uma teoria simbólica do gozo. Para isso, ele precisa introduzir um falo que seja puro significante, que não esteja no corpo do outro, que não seja nem mesmo encontrado no campo do Outro.

Lacan nos previne que seria fácil demais cair na analogia de dizer que o phi maiúsculo é o falo simbólico e o phi minúsculo, o falo imaginário. Isso é verdade num certo sentido,[18] mas reduzindo assim esta simbolização, corremos o risco de não apreender completamente o trunfo em questão. Ao símbolo *phi maiúsculo*, Lacan dá um estatuto todo especial: o símbolo inominável;[19] o símbolo em cujo lugar se produz a falta de significante (em outras palavras, o significante do ponto onde o significante falta);[20] o único significante que merece o título de símbolo;[22] não simplesmente signo e significante mas presença real do desejo;[23] signo do desejo que se manifesta como objeto do desejo, como objeto de atração para o desejo;[24] e enfim, o *phi maiúsculo* é definido como aquilo que designa o que está para-além de toda significação possível, nomeadamente a "presença real" - termo ao qual voltaremos em breve. Veremos também, em breve, como curiosamente a elaboração acima fica mais nítida quando lemos um texto anterior ao Seminário 8: a "Subversão do sujeito".

Não é difícil notar que Lacan, por essas definições, se afasta pouco a pouco do próprio simbólico, ou melhor, que ele procura algo que estaria para-além do simbólico. É justamente esse tipo de elaboração que vai conduzi-lo, nos seminários seguintes, a inventar o objeto *a* e a fazer apelo à categoria do real para dar conta do fim da análise.

Podemos efetivamente abrir um parêntese para considerar esta questão do falo no final da análise – parêntese que terá sua importância para nos ajudar a determinar a estratégia lacaniana. As diferentes fórmulas do final apresentadas por Lacan segundo a evolução de seu ensino parecem ter ao menos um ponto em comum: para situar o final, é preciso saber como está estruturado o desejo,[25] porque é nitidamente o sujeito do desejo que é esclarecido no final. Lacan afirma isso várias vezes em sua obra. Por exemplo, uma das teses que podemos extrair do Seminário 12 (*Problemas cruciais para a psicanálise*, inédito) é justamente esta: só podemos avançar no final da análise se construímos, se elaboramos o que é a estrutura do desejo. Isso explica porque Lacan concebeu o final da análise a partir somente do falo, em toda uma parte de seu ensino. Enquanto ele não havia construído o *objeto a*, a única coisa da qual dispunha na teoria freudiana para situar esse desejo era o significante fálico. É nessa perspectiva que Lacan conclui seu texto *A direção do tratamento* (ele se refere ao desejo de Freud):[26]

Homem de desejo, de um desejo que ele acompanhou a contragosto pelos caminhos onde ele se mira no sentir, no dominar e no saber, mas do qual soube desvendar, somente ele, qual um iniciado nos antigos mistérios, o significante ímpar: esse falo o qual recebê-lo e dá-lo são igualmente impossíveis para o neurótico, quer ele saiba que o Outro não o tem ou que ele o tem, pois, em ambos os casos, seu desejo está alhures – em sê-lo –, e porque é preciso que o homem, macho ou fêmea, aceite tê-lo e não tê-lo, a partir da descoberta de que não o é.

Vamos reter que Lacan preconizava de início um final de análise em que o sujeito descobre que ele não é o falo e aceita tê-lo ou não tê-lo. Antes do objeto *a*, o que vem introduzir a separação do final é o significante fálico como índice da falta. A virada em direção à formulação mais tardia é clara, por exemplo, quando ele fala, em "Posição do inconsciente", do falo como um objeto,[27] construindo uma ponte que leva de uma interpretação unicamente fálica do desejo do Outro àquela na qual o objeto *a* desempenha seu papel.

Então, sabemos que a introdução do objeto *a* vai modificar a formulação lacaniana do fim da análise: no Seminário 8 o final gira igualmente em torno do falo, ao passo que na "Proposição de 67", a castração estará em jogo no final, mas não a função fálica como ela é colocada em "A direção do tratamento" e no seminário sobre a transferência. Certas formulações de "Subversão do sujeito" já introduzem o que Lacan vai afirmar na "Proposição de 67". Irei abordar todos esses pontos num capítulo consagrado ao final da análise no obsessivo, mas devemos desde agora considerar certos aspectos da questão (sobretudo os que são tratados em "Subversão do sujeito"), porque pensamos que essa mudança de direção no ensino de Lacan não contradiz de forma alguma o uso que podemos fazer da função fálica para compreender a estratégia do obsessivo, na medida, justamente, em que o obsessivo ainda não fez essa passagem e que ele funciona exatamente sob o modo fálico do qual se trata, até que a análise possa levá-lo à travessia da qual falaremos mais tarde. Aliás, a estratégia do tratamento que queremos destacar em Lacan consiste precisamente em fazer com que o analisante tome esse percurso. Voltemos então para a questão do falo.

De fato, como dissemos acima, "Subversão do sujeito e dialética

36

do desejo no inconsciente freudiano" coloca um problema interessante:[28] datado de setembro de 1960, ele no entanto ultrapassa em certos aspectos o Seminário 8, que parece expor um estado anterior da reflexão de Lacan. Então, um texto que é cronologicamente mais antigo responde a dificuldades do Seminário 8 a respeito do símbolo phi maiúsculo. No Seminário 8, de fato, Lacan raciocina a partir de Freud, que propunha o complexo de castração como muralha última da análise, e estabelecia um recalque primário para-aquém de todo recalque. Com phi maiúsculo Lacan vai ligar essas duas posições freudianas: ele retranscreve – a partir do significante fálico – o complexo de castração como obstáculo ao final, e designa também, pelo significante fálico, o próprio recalque primário. Em "Subversão do sujeito", entretanto, não segue mais rigorosamente o caminho freudiano. Se no Seminário 8 o phi maiúsculo é ainda o significante puro do desejo, em "Subversão" ele já virou inteiramente para o gozo, já é o significante do gozo. Este ponto teórico é suficientemente delicado para merecer algumas citações:[29]

> É a simples indicação desse gozo em sua infinitude que comporta a marca de sua proibição e, para constituir essa marca, implica um sacrifício: o que cabe num único e mesmo ato, com a escolha de seu símbolo, o falo.
>
> Assim é que o órgão erétil vem a simbolizar o lugar do gozo, não como ele mesmo nem tampouco como imagem, mas como parte faltante na imagem desejada: por isso é que ele é igualável à raiz quadrada de menos um da significação, produzida acima, do gozo que ele

restitui, pelo coeficiente de seu enunciado, à função de falta de significante (-1).

A passagem do (-φ) (phi minúsculo) da imagem fálica de um lado ao outro da equação do imaginário e do simbólico positiva-o, de qualquer modo, ainda que ele venha preencher uma falta. Por mais que seja suporte do (-1), ali ele se transforma em Φ (phi maiúsculo), o falo simbólico impossível de negativizar, significante do gozo.

Essas formulações têm conseqüências múltiplas. A notação escolhida por Lacan, o símbolo raiz quadrada de menos um, indica "o significante da falta desse símbolo zero",[30] esse significante indizível ou impronunciável de uma proporção que não existe, nem em matemática (não se pode conceber a raiz quadrada de um número negativo), nem entre os sexos. Com efeito, Lacan constrói a inerência do significante (-1) ao sistema capaz de representar o sujeito.[31]

Ora, isso vai justamente no sentido que tentamos provar. A representação do sujeito pelo viés do falo ou, dito em outras palavras, da identificação fálica repousa inteiramente sobre uma falta. Em matéria de falo, não há totalidade possível! E não há ninguém melhor – é a nossa tese – do que o obsessivo para demonstrá-lo.

De fato, Lacan fala da proibição do gozo, e da positivação deste significante quando ele passa para o outro lado da equação que vai do imaginário ao simbólico. Ele pode perfeitamente bem ser positivo – mas do outro lado, lá onde está inacessível ao campo do sujeito, para-além dessa fronteira, nesse país estrangeiro de onde ele pode efetivamente presidir as identificações e a organização da realidade do sujeito – um tipo de governo no exílio cujo presidente está proibido de pôr os pés em seu próprio país, ou então, uma substância cujo gozo é ilegal. Se quisermos fazê-lo transpor esta fronteira, ele só pode voltar como contrabando. Desse lado de cá, só temos o phi minúsculo. O phi maiúsculo, significante do gozo, continua para-além, porque do lado de cá ele é proibido, não podendo ser importado sob as bênçãos da lei. Nessa analogia, a função do policial de fronteira é desempenhada pela castração, e aquela de policial do interior pelo recalque. *Quem melhor do que o obsessivo para deixar o gozo no campo do Outro, e para experimentar toda intrusão desse gozo em seu próprio campo como a mais, em excesso, ou em uma palavra, estrangeira?* Arrisquemos esta pergunta um pouco anedótica: O obsessivo é um contrabandista? Existem, certamente, contrabandistas de todas as estruturas – mas acreditamos ainda assim poder responder pela afirmativa, se pensamos na questão da transferência de gozo da qual falaremos longamente a partir do próximo capítulo.

Esta célebre passagem do Seminário 8 parece confirmar nossa analogia:[32]

Entendam-me bem. Acentuo agora que, do ponto que, enquanto estrutural, representa a falta do significante, o falo, phi maiúsculo, pode funcionar como o significante. O que quer dizer isso? O que é que define como significante alguma coisa da qual acabamos de dizer que por hipótese, por definição, de saída, é o significante excluído do significante? Será então que ele só pode voltar artifício, contrabando e degradação? – e é por isso mesmo que nunca o vemos a não ser em função de phi minúsculo imaginário.

Isso nos dá toda a limitação da identificação fálica: o falo importado nunca é diferente de *menos phi*, não faz jamais totalidade porque desse lado da fronteira ele é sempre negativado, um pálido semblante que tenta contornar a proibição – e o obsessivo não deixa de saber um pedacinho dessa insuficiência. Aliás, toda a sua fantasia fundamental é construída em cima disso – e trata-se de uma fantasia à qual o sujeito obsessivo tem um certo acesso, mesmo que não possa acessar verdadeiramente aí a não ser quando ele o reconhece dentro do dispositivo analítico. Lacan fala do caráter consciente da fantasia, no obsessivo.

Justamente, falemos da fantasia obsessiva tal como Lacan a formula no Seminário 8. Reencontraremos assim o que nos ocupou no início deste capítulo – a questão sobre a existência. Guardemos no espírito que Lacan diz que o símbolo fálico é introduzido no lugar do significante faltante. A dialética do sujeito em relação ao ser ou não ser o falo o conduz a um ponto de onde ele não pode mais apreender-se, o que suscita nele a questão subjetiva: "que sou eu?". Esta questão, de fato, é de um alcance verdadeiramente especial: o sujeito se interroga em relação ao lugar que ele ocupa para o Outro - "que sou eu no desejo do Outro?", equivalente do *Che vuoi?*. Lacan nos diz que o Outro não responde à questão, porque ele desconhece o segundo sentido dela - afinal, a resposta só pode escapar também a este Outro, que não é menos barrado do que o sujeito. Existe assim um ponto de falta de significante no Outro.

Além do mais, a interrogação incide ao mesmo tempo sobre o empuxo incômodo e inesgotável do movimento pulsional que vem perturbar o repouso do sujeito, deixando-o com um desejo sempre insatisfeito. Eis aqui o segundo sentido desta questão: "o que é que isso quer, lá dentro?"[33] Ora, trata-se aqui ainda de uma questão que não pode encontrar resposta no nível da cadeia significante sem o concurso de um ponto de parada. Porque com efeito, "o que isso quer" se desloca, e além disso, "lá dentro" só há um mundo de signos alucinados, igualmente em deslocamento constante, porque um signo reenvia ao seguinte, e assim por diante — é o que já dizia Freud do processo primário no inconsciente.

A alma da questão subjetiva é a necessidade para o sujeito de encontrar a garantia dessa cadeia, fazê-la parar em algum lugar, encontrar alguma coisa — ou, melhor dizendo, um significante — que possa articular ao mesmo tempo o desejo do sujeito e o desejo do Outro, porque de fato a questão subjetiva não é mais do que uma questão sobre o desejo.

Ora, para preencher a função de articular o desejo, não há nada melhor do que o falo.[34] O phi maiúsculo é justamente o significante capaz de parar o reenvio indefinido da cadeia. Assim, ao se referir ao falo, o sujeito teria podido encontrar um certo apaziguamento do seu drama subjetivo. Mas, que pena, há um problema. Vimos que este significante só pode vir para o campo do sujeito enquanto falo imaginário, porque ele se projeta sobre um órgão que faz parte da imagem do corpo. Isso traz o conflito, igualmente imaginário, de se ver a si mesmo como privado ou não privado do apêndice fálico – o que provoca os efeitos sintomáticos do complexo de castração. Pior, o símbolo phi maiúsculo tem um suporte que não é simplesmente imaginário, mas igualmente real, o órgão erétil enquanto encarnando, por sua intumescência ou detumescência, o real da pulsão em sua articulação com o gozo. Sabemos que o menino fica freqüentemente embaraçado pela presença desse órgão.

Lacan, para falar desta característica do phi maiúsculo, faz apelo ao termo de "presença real." Isso nos apresenta, certamente, uma dificuldade de interpretação: como entender o que Lacan quer dizer com isso? Já seria matéria suficiente para toda uma elaboração teórica. Sem querer ir longe demais, acreditamos poder interpretá-lo no sentido que acabamos de mencionar: o órgão que introduz um problema para o edifício de uma certa mestria, de uma certa suficiência, na medida em que faz relembrar que o gozo fálico é feito de detumescência. Este termo "presença real" seria assim uma das expressões da encruzilhada teórica na qual Lacan se encontra, e que vai desembocar na sua teoria mais tardia do gozo.

De fato, Lacan diz que o símbolo phi maiúsculo designa o lugar da presença real nos intervalos daquilo que cobre o significante, e acrescenta que é a partir desses intervalos que essa presença ameaça todo o sistema significante. Fazendo uma leitura de Lacan pela via do próprio Lacan, isso parece ganhar esclarecimento à luz do que ele propõe no Seminário 20: "O significante é aquilo que faz alto ao gozo."[35] O sistema significante vai assim limitar esse gozo muito invasor e desmesurado, justamente fazendo apelo ao significante fálico – sem entretanto conseguir recobri-lo completamente, sem impedir que ele transborde pelos intervalos.

(Um parêntese: a tentativa do obsessivo de preencher todos os intervalos significantes – o que nos fazem notar, por exemplo, as fórmulas jaculatórias do Homem dos Ratos (*Glejisamen*) ou do paciente do "sonho do unicórnio" descrito por Serge Leclaire[36] (*Poordjeli*) – parece também ter uma relação com esta tentativa de impedir que o excesso de gozo venha a desmontar toda a ilusão que o sujeito tenta construir para si.)

Ora, desde Freud a neurose obsessiva foi entendida como a neurose na qual o gozo consegue suplantar a defesa. Os bem conhecidos "mecanismos de defesa" do obsessivo nada mais são do que tentativas de conjurar esta ameaça, mas o resultado é apenas parcial. Isso obriga o obsessivo a reforçar sua estratégia e a procurar outros meios de barrar o excesso. Esses outros meios guardam igualmente uma relação com o falo. Resumimos assim essa estratégia: o obsessivo, face ao mistério do gozo, tenta torná-lo mais manejável pela via do falo. Isto não é suficiente porque o próprio símbolo fálico relembra o limite da simbolização: para-além deste símbolo perfila-se a presença de um real incômodo. É preciso portanto jogar o próprio símbolo em derrisão, fazendo apelo ao falo imaginário, em uma manobra em que uma certa relação com o desejo vai tomar lugar. Vejamos como isso é possível.

O que faz Lacan abordar o falo primeiro como significante do desejo, depois como significante do gozo, é o caráter sobredeterminado desse significante, em suas vertentes simbólica e imaginária e em sua ancoragem real. Tomemos o falo no imaginário. Ele se presta bem a desviar essa problemática do gozo em direção àquela do desejo. O desejo se manifesta também nos intervalos do significante, em um deslocamento metonímico. Tanto melhor: esse deslocamento deixa ao sujeito a oportunidade de não agarrar verdadeiramente seu desejo, de estar sempre alhures e de não ter que se confrontar com o gozo de um objeto que estaria, numa certa medida, ao seu alcance. *O desejo é uma defesa contra o gozo*, é precisamente o nome dessa barreira que o significante faz ao gozo. É mais fácil proteger-se do desejo do que do gozo: *o desejo pode ser tornado impossível nos destinos de uma escolha objetal desdobrada e adiada*, com a condição de que se multiplique este objeto em uma série e de que se imprima um valor fálico sobre cada um dos elementos dessa série. Esse valor fálico assim compartilhado e multiplicado será necessariamente menor, mais manejável, em suma degradado.

É na medida em que o desvelar do símbolo phi maiúsculo não é facilmente manejável, em função do fato de que há algo de insuportável nessa presença enquanto lembrete de um gozo difícil de dominar, que ocorre, nas fantasias e nos sintomas do neurótico o que Lacan chama de "insulto à presença real", e que traduzi como uma estratégia para deter os efeitos devastadores do desvelar do *phi maiúsculo* (estratégia que existe também, em modalidades diferentes, na histérica e no fóbico).

É em um caso de neurose obsessiva feminina relatado por

Bouvet[37] que Lacan vai procurar com que ilustrar este "insulto à presença real". A paciente em questão, que se representava os órgãos genitais masculinos como estando no lugar de uma hóstia, tentava, segundo Lacan, sobrepor aos órgãos masculinos uma forma significante, buscando reduzir e quebrar a presença real, moê-la no mecanismo do desejo. O desejo, diz Lacan, vem assombrar o lugar da presença real e povoá-lo de seus fantasmas (aqui, a palavra usada é *fantômes*). Eis o que nos parece confirmar a leitura que fazíamos acima. Lacan acrescenta um comentário sobre a acuidade erótica à qual o obsessivo pode atingir, desde que a parceira se mostre um tanto complacente com a degradação do Grande Outro em pequeno outro. É o que parece estar em jogo no rebaixamento da vida amorosa: trata-se de uma maneira de ter acesso a um gozo mais manejável.

Esta passagem nos permite voltar ao debate sobre a realidade: Bouvet banaliza o que se passa com sua paciente através de sua pretensa distância em relação ao objeto, definida na objetividade do mundo: a objetividade da forma, das fronteiras do mundo exterior, e da comunicação comum. Lacan, ao contrário, diz que esse insulto à presença real exclui que estejamos em presença de uma "realidade neutra." Nós o interpretamos no sentido da construção, pelo obsessivo, de uma realidade fálica – voltaremos a esse ponto.

Esse caso clínico permite a Lacan criticar a forma pela qual Bouvet interpreta, em termos de agressividade e de inveja do pênis, o que a paciente lhe conta sobre a idéia de pisotear o falo de Cristo. Lacan, de sua parte, insiste sobretudo na fenomenologia dessa fantasmatização, e postula que a fantasia do Homem dos Ratos, que fica à espera de ver seu pai morto aparecer à porta enquanto que ele exibe seu pênis, é da mesma ordem.

O que, na obsessão, faz figura de agressividade, nos diz Lacan, é uma agressão contra essa forma de aparição do Outro como podendo se apresentar como falo:

Golpear o falo no Outro para curar a castração simbólica, golpeá-lo no plano imaginário, é a via escolhida pelo obsessivo para tentar abolir a dificuldade que designo sob o nome de parasitismo do significante no sujeito, e restituir ao desejo sua primazia, ao preço de uma degradação do Outro, que o faz essencialmente função de elisão imaginária do falo. Nesse ponto preciso do Outro onde ele está em estado de dúvida, de suspensão, de perda, de ambivalência, de ambigüidade fundamental, a relação do obsessivo com o objeto – um objeto sempre metonímico, pois para ele o Outro é essencialmente intercambiável – é essencialmente governada por alguma coisa que tem relação com a castração, a qual assume aqui forma diretamente agressiva – ausência, depreciação, rejeição, recusa, do signo do desejo do Outro. Não abolição, nem destruição do desejo do Outro, mas rejeição dos seus signos. Eis o que determina essa impossibilidade tão particular que marca [no original: *frappe*, golpeia], no obsessivo, a manifestação de seu próprio desejo. [38]

Isto é muito importante para a compreensão do desejo do obsessivo enquanto impossível: o sujeito chega a este resultado correlacionando seu desejo à função fálica. No mesmo sentido, Lacan, falando da noção de afânise introduzida por Jones, nos lembra o sonho do paciente de Ella Sharpe,[39] por ele extensivamente comentado no Seminário 6, para dizer aquilo de que se trata na ocasião não é o temor da afânise projetada na imagem do complexo de castração, mas, ao contrário, a determinação do mecanismo significante que, no complexo de castração, empurra o sujeito não a temer a afânise, mas a se refugiar nela, "a pôr seu desejo no bolso", porque mais precioso do que o próprio desejo é guardar seu símbolo, o falo. É aí que podemos apreender que a estratégia de multiplicar e falicizar os objetos é, de fato, uma evitação: sublinhamos aqui rapidamente uma passagem de "La troisième",[40] que comentarei mais detidamente no próximo capítulo (do qual um dos temas é o gozo): Lacan diz que o automóvel como falo, como "falsa-mulher", impede o sujeito de ter uma relação com seu verdadeiro "respondente sexual".[41]

Assim, a estratégia do sujeito obsessivo em relação ao falo imaginário não pode nos fazer esquecer que, por trás dessa estratégia, o que se esgueira é a sombra do phi maiúsculo. Desconhecê-lo e ficar igualmente no registro imaginário provoca erros técnicos. Bouvet mostra a essa analisante obsessiva sua relação com o falo imaginário. Lacan diz que isso não está fora da via da solução das dificuldades do obsessivo, mas, como o próprio Bouvet confessa, o resultado não ultrapassa o nível de aliviar a culpa da paciente, que não se desembaraça de forma alguma de suas obsessões. Isso dá a justa medida dessa via dita terapêutica.

Ao tentar articular a função especial da transferência na neurose obsessiva, Bouvet pensava que a mola principal da tomada de posse pelo sujeito do sentido de seu sintoma seria a introjeção imaginária do falo enquanto encarnado na fantasia imaginária do falo do analista. Assim, em última análise, o que Bouvet faz é pôr-se no lugar do objeto da fantasia de sua paciente, à maneira dos kleinianos. Abstração feita das outras inconveniências dessa posição – o que por si só daria margem a uma ampla discussãosobre a diferença de concepção do analista enquanto objeto *pequeno a* e a posição kleiniana[42] – acrescentemos simplesmente que Bouvet se apóia sobre bases falsas, desconhecendo precisamente o que essa fantasia tenta mascarar.

No Seminário 8[43] Lacan estabelece uma fórmula da fantasia do obsessivo que se presta admiravelmente bem a esclarecer tudo o que precede. Este matema se escreve da seguinte maneira:

$$\mathbb{A} \lozenge \varphi \ (a, a', a'', a''',...)$$

O primeiro termo faz referência à degradação do Outro da qual já falamos, mas também à maneira do obsessivo de não estar jamais no lugar onde parece se designar. O losango ou "proporção de" pode ser lido como "desejo de". O segundo termo faz alusão à série de objetos que mencionamos, o que Lacan articula dizendo que os objetos de desejo são, para o obsessivo, postos em função de certas equivalências eróticas, donde a erotização de seu mundo, especialmente de seu mundo intelectual.

A notação phi minúsculo é precisamente o que nos faz ver esta posta em função, já que o phi minúsculo está subjacente à equivalência instaurada entre os objetos. Ele representa, diz Lacan, a unidade de medida em que o sujeito acomoda a função *pequeno a*. Isto é facilmente observável em todo relato clínico de neurose obsessiva. Se Freud chama seu sujeito de Homem dos Ratos – no plural –, ao passo que na fantasia do suplício turco só havia um único rato, isso não é por nada. Lacan utiliza uma imagem interessante para descrever do que se trata:[44] "É realmente porque o rato prossegue sua corrida de forma multiplicada, em toda a economia dessas trocas singulares, dessas substituições, daquela metonímia permanente da qual a sintomática do obsessivo é o exemplo encarnado."

A fórmula "tantos florins, tantos ratos" dá mostras da mesma equivalência. Os objetos se inscrevem a partir de um tipo de padronização, de unidade comum. O rato simboliza o lugar do phi minúsculo, enquanto forma de redução e de degradação do significante phi maiúsculo. É o que faz com que o obsessivo mostre tão bem a emergência da função fálica sob sua forma degradada,[45] como apontei acima. Mas, e é muito importante para o propósito deste livro, vejamos o que Lacan acrescenta sobre essa função fálica:

Ela emerge, observem bem, no nível do consciente. É aquilo que a experiência nos mostra, de modo muito manifesto, na estrutura do obsessivo. A colocação em função fálica não é, aí, recalcada, isto é, profundamente escondida, como na histérica. O phi minúsculo que está ali em posição de postura em função de todos os objetos, como o f minúsculo de uma fórmula matemática, é perceptível, confessado no sintoma – consciente, em verdade perfeitamente visível. Consciente, *conscius*, designa originalmente a possibilidade de cumplicidade do sujeito consigo mesmo, logo, também, de uma cumplicidade com o Outro que o observa. O observador quase não tem trabalho para ser seu cúmplice. O signo da função fálica emerge de todas as partes no nível da articulação dos sintomas.[46]

Notemos uma conseqüência desse fato: o obsessivo conhece perfeitamente o risco da queda dessa função fálica. Esta consciência, se deixa traços na construção da realidade do obsessivo, não o torna entretanto mais capaz de sair dos impasses de sua posição. Isto porque, em sua referência ao Outro, o obsessivo está sempre na expectativa da resposta à sua questão subjetiva. Mas já o dissemos: nesse lugar, o significante falta, o Outro é barrado – é o que está escrito no primeiro termo da fórmula de Lacan. É esse fato de estrutura que é um dos determinantes do fracasso da estratégia do obsessivo. Lacan o denomina "o acidente da falta de fala (*parole*) do Outro", e acrescenta:

É no momento preciso em que o sujeito, manifestando-se como a função de phi com relação ao objeto, se desvanece, não se reconhece mais, é nesse ponto preciso, na falha do reconhecimento, que o desconhecimento se produz automaticamente. Nesse ponto de falha onde se encontra encoberta a função de falicismo a que o sujeito se dedica, produz-se, no lugar, essa miragem de narcisismo que chamarei de verdadeiramente frenética no sujeito obsessivo.[47]

Esse desconhecimento nos mostra que se a função do falo no obsessivo é patente, participando, apesar de tudo, do recalque. Por mais confessada que seja, ela não é reconhecida e nem reconhecível sem a ajuda do analista, diz Lacan. Então, fora da experiência analítica, o sujeito, no momento de tentar encarnar seu fantasma, desconhece a distância entre esse fantasma e o ato pelo qual ele pretende ter acesso aí. O ato fica sempre muito curto, diz Lacan. Isso quer dizer que o sujeito não chega à totalidade, à qual ele aspira, de ser todo o falo, porque, ao não perceber que o Outro pode faltar em suportá-lo nessa posição, ele tenta se pôr à prova encarnando a função fálica – mas infelizmente, o faz sem perceber que o phi minúsculo não é suficiente para elevá-lo à altura do phi maiúsculo. Esta prova termina assim, necessariamente, em derrota. Isso, evidentemente, torna o sujeito temeroso. Ele teme a liberdade, a responsabilidade pura que o colocaria diante do Outro, sem outro ponto de apoio a não ser esse phi minúsculo. Ele não deixa de se dar conta de que ao querer mimetizar a rã que queria se fazer tão grande quanto o boi, ele arrisca a qualquer momento, por falta de estar melhor apoiado, de se esvaziar. É aí que a afânise se produz: ao avançar sobre o caminho de realizar seu fantasma, o obsessivo se vê diante de uma verdadeira muralha real: a função phi maiúsculo do falo, enquanto dissimulada por trás do phi minúsculo. Esse fantasma "todo-falicizado" só pode desembocar em efeitos de sintoma.

Acrescentemos um comentário sobre as relações entre a castração e a não-totalidade da realidade no obsessivo. Ele incide novamente sobre o texto "Subversão do sujeito". De fato, Lacan afirma, nas páginas 840-1 dos *Escritos*:

No neurótico, o (-φ) insinua-se sob o S barrado da fantasia, favorecendo a imaginação que lhe é própria, a do eu. É que a castração imaginária – e o neurótico a sofreu logo de saída – é a que sustenta esse eu forte que é o dele ... esse eu que certos analistas continuam optando por reforçar é aquilo sob o qual o neurótico esconde a castração que ele nega. Mas essa castração, contrariando a aparência, é algo a que ele se apega. O que o neurótico não quer ... é sacrificar sua castração ao gozo do Outro, deixando-o servir-se dela. ... Pois ele imagina que o Outro demanda sua castração.

Lacan vai buscar esta última frase no próprio Freud: as proibições do gozo das quais o neurótico se crê vítima, expressas pelo supereu freudiano, é o que suporta aos olhos do neurótico essa demanda de castração. Ele diz não ao que ele imagina ser a demanda do Outro. Dizendo não à castração como demanda do Outro, ele já a sofreu desde o início e não quer mais largá-la. O neurótico diz: "eu sou falo". Em sua recusa oposta à demanda de castração ele se afirma assim: phi minúsculo sobre S. Isso corresponde justamente à identificação fálica.[48]

O que Lacan demonstra é que essa identificação fálica é equivalente a S barrado sobre menos phi, fórmula do eu forte do neurótico que tenta passar a castração imaginária para debaixo da barra. A estratégia do eu forte consiste justamente em cobrir e recobrir mais uma vez a divisão do sujeito que o menos phi implica, pelas identificações do eu, dissimular a fenda do sujeito pelo viés dos ideais, o que implica o recalque do desejo. O eu forte, particularmente no obsessivo, queria não ter desejo, anular o desejo inconsciente. Mas eis aqui todo o paradoxo: *nessa fórmula do eu ideal do neurótico, o segredo da identificação fálica é o fato de que a castração já está alojada aí dentro!*

Voltemos ao problema da realidade, esse fio condutor que estamos seguindo para falar da estratégia na cura. O obsessivo imprime sobre cada objeto de seu mundo um significante carregado de valor fálico. Ora, o processo de constituir esse catálogo de objetos pela via do significante não é nada além do que o que chamamos de realidade psíquica. Na medida em que o denominador comum desse catálogo é a marca fálica, não é difícil notar que a própria realidade psíquica, para o obsessivo, é falicizada. Entretanto, acabamos de examinar, nas formulações de "Subversão do sujeito" (1960), o fato de que é impossível evitar que o *menos phi*, mesmo sob a barra, deslize nessa construção do sujeito.[49]

Vamos adiante. Em "A ciência e a verdade", texto de 1965, encontram-se passagens em que Lacan propõe a dialética verdade/saber em relação ao uso que o neurótico faz do falo. Mais tarde, em 1969, no Seminário 16,[50] já se trata da disjunção gozo/saber. Assim, em "A ciência e a verdade", aprendemos que o meio que o sujeito utiliza para situar o ponto de verdade que é o seu, é o falo. Eis aí que encontramos sempre a estratégia do neurótico para responder à sua questão. Trata-se aqui de uma disjunção entre o real e a castração, da qual o neurótico nada quer saber, e o que ele cria, o que utiliza no lugar disso, é o índice fálico. O sujeito utiliza o falo imaginário como verdade no lugar do saber. É de fato o que acontece quando o falo como significante se inscreve no lugar onde falta o pênis da mãe. É lá que encontramos a incidência do recalque da castração, ou mesmo sua sutura, o falo fazendo aí função de "Um" no lugar do "Zero" da castração. Mas trata-se de um "Um" que vai terminar por ter um valor negativo. Em "A ciência e a verdade", Lacan diz que o falo "nada é além desse ponto de falta que ele indica no sujeito",[51] é a marca da falta que divide o sujeito.

Esse texto vem firmar uma formulação que tinha passado um pouco despercebida em "De uma questão preliminar": nós nos habituamos a fazer aparecer a função fálica pela potência do pai. A metáfora paterna, assim, eclipsava de certa maneira a significação primordial do falo. Ora, em psicanálise o falo é de início o da mãe – e é a falta de pênis na mãe que começa a organizar todas as referências do sujeito, incluindo-se aí a determinação do lugar que é dado ao Nome-do-Pai. A verdadeira natureza do falo é ao mesmo tempo a falta-a-ser e o significante dessa falta-a-ser. Dito em outras palavras, a falta-a-ser seguida de seu índice.[52] O falo faltante é o equivalente da própria falta subjetiva.

Lacan faz portanto equivaler o falo à falta – uma vez mais, vemos que o falicismo é um obstáculo à totalidade. A estratégia terapêutica dos pós-freudianos, de promover ainda mais essa totalidade, está condenada ao fracasso, na medida em que vai no mesmo sentido da estratégia neurótica, já ela própria atingida por um profundo mal-estar. A estratégia do eu forte do neurótico, em relação à sua própria imagem, lhe faz temer ainda mais a perda do falo. Voltamos aqui ao ponto de onde partimos: o resto estrutural que faz com que toda tentativa de resolução da falta caia sob o golpe seja do perigo para o falo, seja de sua ausência.

Ao reforçar a ilusão, aumentamos igualmente o temor. Ao contrário, se pela análise o sujeito é conduzido na contracorrente de sua estratégia neurótica, de modo que possa se dar conta de que não é mais obrigado a se esvaziar, a portar o semblante fálico, então ele poderá chegar a uma certa pacificação. Isto só pode se dar quando se acentua a questão do gozo, que constitui, em definitivo, a base dessa problemática. Voltaremos ao falicismo do obsessivo justamente no momento de tratar do final da análise, final que só se pode conceber através da via do gozo. É nesse sentido, aliás, que a própria teoria lacaniana evolui – a questão subjetiva será enfocada, a partir do Seminário 16, mais do lado do gozo do que do lado do falo. Por isso, o próximo capítulo será dedicado à questão do gozo.

.

CAPÍTULO 2 – O PAI, A DÍVIDA E O GOZO

Examinarei agora a incidência, sobre a posição subjetiva do obsessivo, de três termos entrelaçados: o pai, a dívida, o gozo. Ao contrário dos analistas da IPA. que privilegiam a teoria da regressão e da fixação dos estádios, Lacan, para estabelecer as bases dessa posição subjetiva, considera a estrutura e não o desenvolvimento. Nos anos 50, Lacan sugere que a evolução que funciona como causa é aquela que o sujeito realiza através de seu mito: são as leis da família e do parentesco, reguladas por um mito, que operam essa causalidade. É com essa chave que Lacan vai reler o Homem dos Ratos, tentando separar o que, na observação redigida por Freud, estava mal delimitado: os elementos transindividuais, a trama histórica, a vida dos pais do sujeito.

Uma outra característica da grade de leitura lacaniana é aquela que cinde a categoria do pai: ao personagem do pai vem se adicionar seu símbolo, o pai enquanto morto. É o fantasma do pai que será causal no inconsciente.[1] O que Lacan entende por pai real, simbólico e imaginário será estudado a seguir.

Também será examinado o que faz da neurose obsessiva a neurose moderna por excelência: o declínio do pai e de sua potência na cultura. O obsessivo tenta compensar a degradação do pai, buscando preencher esse buraco simbólico com seu mito, com sua fantasia, dirá Lacan em 1953.[2] Ao fazer isso, o obsessivo torna-se tributário da dívida do pai, passando a ser o avalista do pai.

Lacan utiliza sua leitura do texto de Freud "Sobre o narcisismo" para ler o Homem dos Ratos, que cronologicamente precede aquele em vários anos. Ao escrever o relato do tratamento do Homem dos Ratos, Freud só tinha à sua disposição o Édipo e a interpretação dos sonhos. Ao atualizar a leitura do texto, usando os próprios avanços posteriores da teoria freudiana, Lacan afirma que o problema do Homem dos Ratos estava em conjugar a imagem narcísica com o real difícil de suportar, na cena onde intervém o suplício relatado pelo capitão cruel. Um mestre se instala no lugar de um pai, mas esse mestre cruel é desprovido da função pacificadora do pai. Convém, assim, distinguir a figura do mestre daquela do pai. No Homem dos Ratos, o capitão cruel encarna um mestre feroz e obsceno, que goza. O resultado, para o paciente, é a intrusão, na imagem da integridade corporal, de um gozo insuportável, "um gozo dele mesmo ignorado". Aliás, o gozo desempenha um papel especial na economia do sujeito obsessivo: gozo experimentado como excessivo e estrangeiro ou, então, gozo que lhe é subtraído pois que está reservado ao pai.

A dívida

Abordarei em primeiro lugar o problema da dívida. Isto servirá para introduzir os outros dois temas deste capítulo: a função paterna e a questão do gozo. A base desse estudo será uma conferência de Lacan, "O mito individual do neurótico".[3] Comecemos por situar este texto na obra de Lacan, assinalando os aspectos que devem ser levados em conta para renovar sua leitura.

Nessa conferência, pronunciada no Collège de Philosophie e difundida em 1953, anterior portanto ao Seminário 1, Lacan utiliza como referência os trabalhos de Lévi-Strauss e o "Romance familiar dos neuróticos", de Freud[4] para propor a noção de mito individual, com o objetivo de sublinhar as particularidades de cada caso em relação a um tipo clínico geral. Assim como Freud, que situa o romance familiar em um ponto de fratura entre as gerações, Lacan considera o mito individual como um ponto de ruptura, de impossibilidade, na definição da verdade. O mito é alguma coisa que mascara essa verdade em um discurso, em um relato, mas que, ao mesmo tempo, indica o lugar dessa verdade.[5] Lacan vai retomar o complexo de Édipo, considerado como um mito utilizado para concretizar a relação intersubjetiva, para demonstrar que é preciso dar-lhe uma nova estrutura, quaternária em lugar de ternária, generalizando, para as neuroses, essa configuração quaternária na função social e na escolha objetal. Ele retoma o tema do Édipo onde há dois eixos impossíveis de homogeneizar: um eixo simbólico, jamais realizado sobre o plano da existência, e um eixo imaginário, onde o sujeito se vê em uma estratégia em relação aos duplos dos elementos simbólicos que povoam sua vida: o amigo, o chefe, a mulher etc. O quarto elemento, a ser acrescentado ao esquema triangular do Édipo, é a morte. Portanto, esse texto adianta o que Lacan vai articular mais tarde no esquema L. Ele faz parte, naturalmente, de uma época na qual Lacan enfatizava mais a questão da verdade e a perspectiva histórica do que o gozo e o real.

O próprio Lacan comenta o que enunciou nesse texto por ocasião de uma intevenção feita após uma exposição de Claude Lévi-Strauss na Société Française de Philosophie, intitulada "Sur les rapports entre la mythologie et le rituel", pronunciada em 26.5.56.[6] Falando do "mitema" e de seu modo de transformação previsível, não arbitrário, de uma geração a outra, Lacan diz que nas trocas de parceiros entre as gerações subsiste um resíduo irredutível sob a forma da negativação de um dos termos, sendo que o mito existe para dar conta do significante desse impossível.[7] Isso corresponde para nós ao embrião do que Lacan desenvolverá mais tarde quanto ao real e ao gozo. Isso é o que devemos guardar em mente para ler hoje esse texto de 1953. Não é esse o único ponto desse escrito que evoluirá com a teoria lacaniana. Por exemplo, tomemos os conceitos de mito e fantasia. Aqui, Lacan faz pouca distinção entre os dois termos. Dois anos mais tarde, em "Variantes do tratamento-padrão",[8] já propõe diferenças entre mito e fantasia, introduzindo uma antinomia entre o mito do pai morto e o ideal da dama amada pelo Homem dos Ratos. Mas isso ainda vai mudar: em "Variantes", a fantasia continua entendida como imaginária. Temos na época um eixo simbólico – o mito (não muito longe da história do sujeito) – um eixo imaginário, a fantasia – e, de outro lado, o real e o gozo (o que não é "simbolizável", o que não faz parte da história). Mais tarde, na escritura do matema da fantasia, $\$ \lozenge a$, tratar-se-á da relação entre duas ordens heterogêneas, entre o inconsciente estruturado pelo simbólico, de um lado, e o objeto da pulsão de outro lado, pois tudo nem tudo é simbólico na pulsão.

Vamos agora comentar o que Lacan articula em "O mito individual do neurótico", texto que, a despeito do que acabamos de assinalar, continua potente e útil para nossa compreensão da posição obsessiva. Nossa forma de ler esse texto será compreendê-lo pelo meio de uma metáfora teatral, cuja utilidade se fará sentir nos capítulos vindouros. (Nosso comentário vai pressupor que o leitor tenha em mente todos os detalhes da trama do Homem dos Ratos, tais como relatados por Freud).

****

É a propósito do Homem dos Ratos que Lacan vai desenvolver a estrutura quaternária dos elementos de um mito, que responde no neurótico à necessidade de articular o que, para ele, resta impossível de recobrir em sua totalidade, a saber, o conjunto das leis simbólicas de intercâmbio, de reconhecimento e de paternidade.

Lacan isola uma célula elementar, que organiza o que ele chama de *constelação familiar do sujeito*, e que está presente desde antes de seu nascimento. Vamos seguir as transformações que essa célula sofrerá durante a existência do sujeito até a grande obsessão dos ratos e sua resolução pela análise, isto é, até a inclusão de Freud nessa célula, por obra da transferência.

O que confere seu valor de mito a essa célula é a tendência do sujeito a reordenar seus elementos de forma a compensar, a retificar, as faltas que estão em sua origem. A neurose obsessiva se caracteriza assim pela subjetivação forçada da falta, do defeito fundamental, o que é a expressão da luta que o sujeito empreende contra sua fantasia. É claramente de uma luta que se trata, e não é por nada que Lacan evoca as figuras da *épos* e da *geste*. Ora, a *épos*, como em epopéia, é um relato edificante em que o maravilhoso se mescla ao verdadeiro, a lenda à história, e cujo objetivo é celebrar um herói ou um grande feito. *Geste*, igualmente, trata das proezas de um herói, de um alto feito de armas. Essa guerra, como veremos, vai acompanhar toda a vida do Homem dos Ratos, até sua morte no campo de batalha.

Vejamos o que acontece nessa célula. Inicialmente, em sua primeira formulação, ela se inscreve na pré-história do sujeito. Trata-se de uma cena que comporta quatro personagens e duas situações. Os personagens: o pai, seu amigo militar, a jovem mulher pobre mas bela, e a mulher rica que dá ao pai sua posição social. As duas situações são aquelas que correspondem às dívidas do pai: aquela que ele contrai no jogo quando dilapida o dinheiro do regimento e que é assumida pelo amigo, o qual ele não reembolsará jamais, e aquela da escolha entre as duas mulheres, em que o pai será duplamente devedor: tem uma dívida de amor com a mulher pobre desprezada e uma dívida social com sua esposa, que ele conservará para sempre, como ela não deixa de lhe relembrar de tempos em tempos.

Essa cena se organiza como uma verdadeira montagem teatral com quatro personagens e dois atos, o que não será sem conseqüências na vida fantasística do sujeito. O que o sujeito vai fazer? Vai continuar a desenvolver essa peça de teatro acrescentando nela mais alguns atos. Ele não está confortável nesse cenário, nesse script. É preciso que tente se fazer ator e autor ao mesmo tempo, para adicionar aí alguns elementos corretivos, mesmo que esses últimos não estejam completamente ajustados à realidade. É de fato assim que essa cena ganha seu caráter mítico e se transforma em epopéia que mistura a lenda com a história. O mito que é preciso salvar é aquele do pai herói, cujas proezas e altos feitos de armas serão cantados.

Ora, o pai mítico de *Totem e tabu*, onipotente, gozador, supõe a figura de um puro mestre (senhor, amo). Entretanto, o pai do Homem dos Ratos era ainda pior: um sub-oficial, um sub-pai desfalecente que está sempre em dívida e que tem necessidade de receber de sua esposa um enxerto fálico – o dinheiro – que lhe permitirá enfim gozar. Ele não pode gozar de todas as mulheres: aquela que é pobre lhe foi proibida porque sem o enxerto fálico que ele obtém – seja de sua esposa, seja de seu amigo –, ele nada pode.

Então, é preciso mudar o script. Mas o Homem dos Ratos, em sua neurose, presta-se mais ao papel de personagem do que à posição de autor. Ele próprio está preso numa rede simbólica inexorável, que vai selar seu destino antes mesmo de sua existência como sujeito. Enfim, seu pai, se é desfalecente, é também indestrutível: é um pai que não termina nunca de morrer. Enquanto morto, sua lei inflexível se impõe ao sujeito como imperativo superegóico, e determina sua relação com o gozo. Com efeito, vemos que esse pai volta sempre, como um fantasma, para assombrar o sujeito, quando se trata de gozar: a cena na qual o Homem dos Ratos está diante do espelho exibindo seu pênis enquanto ele imagina que o pai vai aparecer no umbral da porta comprova isso cabalmente.

Prisioneiro de sua fantasia, o Homem dos Ratos só pode repetir ao infinito essa história cujas transformações não saem do plano do desdobramento dos personagens e do deslocamento da dívida. Esse desdobramento é aliás a expressão de uma divisão subjetiva presente desde o início de seu trajeto: a única vez em que ele se dispõe a enfrentar seu pai, no episódio no qual se trata justamente de seu gozo com a ama-seca que ele morde,[9] este comanda de novo seu destino: "Esse pequeno vai tornar-se ou um grande homem, ou um grande criminoso" (ele só se esquece da terceira possibilidade, aquela da neurose, acrescenta Freud).

A neurose se manifesta em toda sua intensidade quando o

sujeito é confrontado com uma situação de escolha entre duas mulheres, como aquela que seu pai conheceu e que forma uma das pilastras de seu mito. Entretanto, foi preciso primeiro a conjunção com uma outra pilastra: o encontro com o gozo do capitão – dessa vez não mais um pai mas um mestre cruel – que lhe assinala uma dívida errônea a propósito de seu amigo, o tenente A.

Há aí uma impossibilidade entre a necessidade de obedecer o capitão e aquela de reembolsar a dívida a quem de direito. É a mesma impossibilidade que atinge a dívida paterna herdada pelo Homem dos Ratos. Ele não pode consertar sozinho a situação. Os impasses próprios da situação original se deslocam até um outro ponto da rede mítica. O que não foi resolvido aqui é reencontrado acolá. O elemento da dívida é colocado em dois planos ao mesmo tempo. É na impossibilidade de fazer coincidir esses dois planos que se desenrola o drama do neurótico (talvez trate-se aqui de uma vertente do elemento negativado e impossível ao qual Lacan se referiu).

Portanto, o que ele faz é continuar acrescentando elementos a nossa peça de teatro, pela via do desdobramento e do deslocamento. Nessa nova versão, a célula elementar aparece transformada: o sujeito não deve nada ao amigo, e todo o dispositivo que ele imagina tem o objetivo de fazê-lo reencontrar a mulher pobre, a empregada do hotel no qual ele se hospedou. É precisamente o que o pai não fez. É evidente que fracassa, pois enfim, como vimos, está prisioneiro de seu destino: ele toma o trem e se afasta da cena. Além do mais, por causa da própria estrutura de sua neurose, é preciso imperativamente que ele fracasse.

Quando ele articula sua missão de reembolso, tomando em conta uma dívida herdada que não é a sua, o sucesso desse empreendimento é desde o início remetido ao acaso, ao destino. Sua missão é desde o início anulada em sua realização pela dúvida, por uma série de ações contraditórias. Na realidade, tudo é organizado para fazer fracassar o pagamento da dívida, isto é, o reconhecimento do pai, seu assassinato e a aceitação de sua morte, o que o obsessivo afasta, não fazendo mais do que pensar nisso.

Entretanto, a cena continua a rodar, e vamos reencontrar a célula elementar na sua última versão, ainda desdobrada e deslocada. Ela inclui doravante, através da transferência, o analista Freud, não exatamente em posição paterna, mas na posição do amigo, o duplo do sujeito. A filha de Freud aparece aí como a figura desdobrada da dama do amor do paciente. Porém, os olhos da filha, no sonho, carregam as fezes que significam o dinheiro. Nessa última versão, é o amigo que dá o dinheiro através de uma mulher. O mito e a fantasia se reúnem e, na análise, essa trama das identificações vai tornar possível a resolução de um certo número de problemas.[10]

****

Lacan, alguns anos mais tarde, vai alargar ainda mais o alcance da questão da dívida, considerando-a um fato de estrutura próprio à história da civilização humana e à própria organização simbólica, o que ultrapassa o quadro da neurose obsessiva para atingir até a posição do homem moderno. Há um destino que se impõe ao homem, diz ele, a partir do intercâmbio prescrito pelas estruturais parentais: desde sua entrada no mundo, o homem está dentro do jogo implacável da dívida. Segundo Lacan, desde a época da tragédia antiga até a era cristã, algo se passou: o Verbo foi para nós encarnado. O homem moderno sofreu as conseqüências desse Verbo encarnado. Vejamos como Lacan articula isso em uma passagem do Seminário 8:[11]

> O Verbo não é simplesmente para nós a lei onde nos inserimos para portar, cada um de nós, a carga da dívida que faz nosso destino. Ele abre para nós a possibilidade, a tentação de onde é possível nos maldizermos ... . Não estamos mais, apenas, passíveis de sermos culpados pela dívida simbólica. É ter a dívida ao nosso encargo que nos pode ser, no sentido mais próximo que essa palavra indica, censurado [no original: *reprochée*]. Em suma, é a própria dívida onde tínhamos nosso lugar que nos pode ser retirada, e é ali que podemos nos sentir nós mesmos totalmente alienados. Sem dúvida o *Até* antigo nos tornava culpados dessa dívida, mas ao renunciar a ela, como podemos fazer agora, somos tomados por uma infelicidade ainda maior, a de que esse destino não seja mais nada. ... A culpa que nos resta, aquela que palpamos no neurótico, deve ser paga justamente pelo seguinte, que o Deus do destino está morto.

Eis aí o que faz a conjunção da questão da dívida com o supereu implacável herdado do Deus morto, conjunção à qual voltaremos em breve. Isso confirma a formulação da neurose obsessiva enquanto estratégia do sujeito – sobretudo fracassada, é preciso dizer – para sair desse impasse.

O pai

Esse Deus morto evoca o ponto pivô que articula, na neurose obsessiva, a questão da dívida e aquela do gozo: a função paterna. Antes de prosseguir no comentário sobre o que se passa a esse respeito no Homem dos Ratos, é necessário esclarecer, em um desvio um pouco longo, nossa concepção do lugar do pai.[12] O eixo que parece o mais apropriado para esclarecer a posição do obsessivo a respeito do pai, é a articulação dos três conceitos de pai real, simbólico e imaginário, a serem relacionados com a castração e o gozo. A amplitude da tarefa exige que nos limitarmos a alguns textos.[13] Para o essencial, a base serão os seminários 4, 5, 17 e 19,[14] e, nos *Escritos*, os textos "De uma questão preliminar" e "Subversão do sujeito".

Lacan aborda longamente as três versões do pai no Seminário 4[15]. Vamos tentar destacar de forma muito breve as teses que ele lança aí.[16] A dialética edipiana supõe em si a existência de alguém, em algum lugar, que possa assumir a posição de pai e responder: "eu o sou, pai". Isso é uma suposição logicamente necessária: "suposição", porque ninguém jamais preencheu completamente esse papel – o que não impede que ele continue sendo necessário. É o que determina que só possamos ver a função paterna a partir de uma primeira clivagem na figura do pai: aquela do pai simbólico. De fato, o conceito vai mais longe e ultrapassa mesmo o quadro do Édipo. Trata-se de uma necessidade da própria construção simbólica, de um dado irredutível do mundo do significante, que está na impossibilidade de recobrir todo o real e mesmo de garantir sua própria consistência. Sem o concurso de um princípio exterior e superior, que não é outro senão o Deus dos filósofos,[17] não podemos nos situar em um para-além, em uma transcendência – mas enquanto sujeitos, só o alcançamos por uma construção mítica e só o postulamos pela fé. O segredo do pai é que ele só existe na fé. A fé é um ato que postula a transcendência, que implica um para-além do saber: só podemos ter fé no pai, pois ele é sempre incerto.

Acontece que a criança, para conquistar essa fé que deposita nele uma primeira inscrição da lei, se apóia naturalmente sobre alguma coisa que já se encontra lá no jogo, sobre um suporte que pode, na ocasião, ser o personagem real do pai. O pai real será, assim, enquanto função, um pedaço de real no simbólico. Acreditamos que isso quer dizer que a função do pai real é aquela de introduzir um elemento real na ordem simbólica, um real que certifique o Outro, que faça a prova do Outro, que possa mostrar que o Outro responde. O pai real funciona como agente da fé, a fé no pai. Para que a criança realize sobre ele a imagem fálica do desejo da mãe, alguma coisa no Outro deve lhe fazer signo. No caso do Pequeno Hans, vemos que o que causa impasse para ele é que ele não encontra, nesse lugar, um pai real que responda pelo falo para dizer que ele o tem, esse falo: que dê suas provas, o que daria uma realidade à instância paterna.

O pai real é apesar de tudo de apreensão muito difícil para a criança, em razão da necessidade da relação simbólica e da interposição das fantasias. O que ele tem de mais real é efetivamente o mais difícil de apreender. O imaginário se mistura aí obrigatoriamente – e o pai imaginário não guarda forçosamente relação com o pai real que a criança tem (cf. o pai terrível do neurótico, por exemplo). O pai imaginário é o imaginário do pai no sujeito, e funciona em uma dialética de agressividade e de idealização por onde o sujeito tem acesso à identificação com o pai. Mas é ao pai real que cabe a função proeminente na assunção do complexo de castração. No caso do Pequeno Hans, vemos que é quando pai real intervém que a castração se articula. O pai real desempenha de fato um papel de presença, considerado por Lacan, na época, como essencial: se ele joga o jogo, se ele exerce sua função imaginária de pai castrador naquilo que ela tem de empiricamente intolerável, o complexo de castração é vivido.

Ora, o pai do Pequeno Hans não estava presente? Certamente, e mesmo demais – mas podemos dizer que em termos de pôr em jogo essas intervenções, até então ele não o estava fazendo, pois era gentil demais, não punha verdadeiramente em cena a castração. Alem do mais, estava escondido por trás do pai simbólico representado por Freud. É aí que apreendemos a questão da carência paterna que fez tanta água passar por debaixo da ponte dos pós-freudianos: é de fato necessário que esse ou aquele que exerce função de pai real esteja presente, mas desempenhar um papel de presença não se resume em algo de mensurável em termos cronológicos, não se mede em tantos dias ou horas presente, tantos ausente. É preciso, isso sim, que ele esteja presente no imaginário, e que tenha aí uma certa configuração operatória. O Pequeno Hans é capaz de vislumbrar a função do pai simbólico – há alguém que sabe tudo, e que se verifica na ocasião ser o

Professor Freud – mas isso não supre a carência do pai imaginário, do pai verdadeiramente castrador. Trata-se para Hans de que ele encontre uma suplência para esse pai que não quer castrá-lo, caso contrário só irá afundar na angústia de ter de suportar seu pênis real, na medida justamente em que ele não está ameaçado.

É preciso ainda nuançar esses registros do pai: Freud não encarna o pai simbólico – já que ninguém pode encarná-lo verdadeiramente – mas faz entrar em jogo o Nome-do-Pai, o super-pai que é superior, para o Pequeno Hans, ao próprio Freud. Ele é o representante desse pai simbólico enquanto significante (justamente o significante do Nome-do-Pai), mas nesse papel, participa de um certo imaginário do pai que se encontra em Hans. Quando o menino se refere ao "Bom Deus", as duplas vertentes imaginária e simbólica estão aí novamente, no que Lacan chama de "a concepção comum de Deus". De fato, do lado do simbólico, encontramos uma dimensão transcendente que fica mais ou menos velada e que não deve ser figurada sempre com terror e respeito – Hans é mesmo capaz de produzir algumas observações divertidas e pacificadoras a respeito disso. O mestre absoluto, o pai onipotente que inspira o temor, é o pai imaginário, e não o pai simbólico – o que é freqüentemente mal compreendido.

Façamos então o resumo do que Lacan articula sobre a questão do pai no seminário do ano 1956-57, lançando já uma ponte em direção ao que virá em seguida: o pai simbólico é o Nome-do-Pai, elemento indispensável à estrutura simbólica, o super-pai velado que instaura o complexo de Édipo. Lacan já sugerenesse seminário que a mãe é considerada, vivida, em função do Nome-do-Pai, o que ele vai esclarecer pouco tempo depois com sua formulação da metáfora paterna. De fato, existe uma certa contemporaneidade do que Lacan propõe nos seminários 3, 4 e 5 e em "De uma questão preliminar" (redigido entre dezembro de 57 e janeiro de 58) em relação à metáfora paterna, que só faz retomar sob a forma de matema o que ele estava articulando naqueles anos.

O pai imaginário é o pai gozador, o pai da horda primitiva (digamos, antes de sua morte), responsável pela interdição do gozo, castrador, o pai terrível do neurótico. O pai real, na época desse seminário, fica identificado com o personagem do pai, com o pai da realidade, por assim dizer. O conceito de pai real vai evoluir naturalmente após a maturação da teoria do real em Lacan.

Assim, a tese central desse seminário é: há o pai simbólico. Não poderia ser diferente, pois nessa época Lacan estava inteiramente dentro da teoria do significante. Essa tese terá um alcance considerável. É de fato a partir daí que Lacan vai reorganizar toda a teoria da relação de objeto, em uma formulação destinada a esclarecer numerosos desvios dos pós-freudianos. É também uma tese bem freudiana, a questão "o que é um pai?", que ocupa uma parte central nas elaborações de Freud. Essa reorganização teórica da relação de objeto – sem ser a última proposta por Lacan, seguramente é uma das mais importantes – é igualmente uma conseqüência da criação da metáfora paterna – a metáfora que substitui o Nome do Pai no lugar primeiramente simbolizado pela operação da ausência da mãe.[18] De fato, é a condição de presença/ausência da mãe – portanto a mãe enquanto simbólica – que mergulha a criança nessa frustração imaginária de um objeto real, o seio. Essa condição evocando algo de fundamental – o função do desejo da mãe –, a significação do falo será suscitada no imaginário do sujeito por essa metáfora. Ora, é o pai real, nós o constatamos, que é o agente da castração – simbólica, naturalmente, pois ninguém cogita que seja realmente efetuada – desse falo imaginário. Ele é o agente porque é a presença do significante ao qual o pai remete, que é indispensável. Mas a significação fálica despertada no sujeito faz com que ele se refira a um falo simbólico, numa identificação a um pai imaginário que o priva realmente desse falo simbólico – o que é óbvio por causa da impossibilidade real, para o sujeito, de ser o falo, que só entra em jogo para ele enquanto ausência.

O que acabamos de dizer constitui nossa leitura da incidência da metáfora paterna sobre a rearticulação da relação de objeto, tal como o quadro muito esclarecedor de Lacan esquematiza:

Agente		Objeto
Pai real	Castração simbólica	Falo imaginário
Mãe simbólica	Frustração imaginária	Seio real
Pai imaginário	Privação real	Falo simbólico

Mas podemos ler a metáfora paterna para precisar as relações entre o pai morto, o falo e o desejo. Lacan retoma esse ponto no Seminário 8,[19] falando do que o pai representa enquanto operador da dimensão do desejo. Ora, o falo é significante justamente na medida em que vem preencher o lugar simbólico que é aquele do pai enquanto já morto. "Do simples fato de que o pai é aquele que articula a lei," diz Lacan, "a voz só pode desfalecer atrás. ... A lei, para se instaurar como lei, necessita como antecedente a morte daquele que a suporta." O fenômeno do desejo se produz nesse nível – a significação fálica à qual o sujeito tem acesso abre para ele o campo do desejo.[20] É efetivamente a partir do fato de que a mãe lhe seja apresentada como dotada de um desejo que o sujeito pode se perguntar o que quer uma mulher. O passo seguinte consiste em se figurar como tendo o falo, entretanto insuficiente para satisfazer a mãe (visto que o sujeito não é o falo). A mãe lhe sendo além do mais proibida, só resta ao sujeito desejar as outras mulheres, na identificação com a função viril do pai. (Sendo esta a solução dita "natural" – vamos em breve comentar o que Lacan diz disso no Seminário 16 –, a neurose sendo ali definida como "uma fuga diante do termo do desejo do pai.")[21] A metáfora paterna vem assim tornar possível o desejo, mais do que proibi-lo – o que não exclui que o gozo possa continuar proibido. Aliás, trata-se quase de um fato de estrutura, necessário ao próprio balizamento do sujeito na realidade. É o que Lacan já dizia há muito tempo – desde 1952, em seu seminário que ficou para sempre inédito sobre o Homem dos Lobos: "O pai introduz um novo modo de referência quanto à realidade: é porque o gozo do sujeito lhe é de uma certa forma subtraído que ele pode se situar a si mesmo: este é o papel do complexo de Édipo."[22]

É em "De uma questão preliminar" e no Seminário 5 (1957-58) que Lacan esclarece ainda um pouco mais a questão da carência paterna. Não é fundamentalmente diferente do que ele dizia antes, mas é mais preciso: a ausência do pai real é compatível com a presença do significante. Ser carente na família não quer dizer ser carente no complexo de Édipo. O importante é que a função do pai real seja exercida: aquela de fazer obstáculo entre a criança e a mãe, aquela de ser o portador da lei – mas não é ele, o pai real, que promulga a lei da proibição do incesto. É o pai simbólico, o Nome-do-Pai, que autoriza o texto da lei, que é o significante que promulga a lei.[23] Se podemos estabelecer diferenças entre essa formulação de 57-58 e a do Seminário 4, será certamente no sentido de uma radicalização da teoria do significante. Com efeito, na metáfora paterna, a função do pai será quase completamente trazida para o significante e portanto menos ligada ao pai real. Trata-se de adquirir o Nome-do-Pai seja qual for o lado de onde ele venha. Esta segunda fornada do pai depende do princípio significante puro – o Nome-do-Pai – ao contrário do real no simbólico da primeira fornada.

Novidades mais evidentes são introduzidas dois anos mais tarde, em "Subversão do sujeito" (1960). Lacan afirma que o Legislador, aquele que pretende erigir a Lei, se apresenta para suprir o fato de que não há Outro do Outro. Ao fazer isso, o Legislador é um impostor.[24] É o que acontece quando o pai tem realmente a figura do legislador, como o pai de Schreber: os efeitos são devastadores. A incidência do pai sobre a eficácia do Nome-do-Pai, deve-se ao seu real; mas esse título de pai, ele deve ao simbólico. A impostura é dar por transponível essa barreira da impossibilidade, que marca a não-relação entre o simbólico e o real. Se o simbólico fosse mesmo equivalente ao real, seria possível obter seu título de pai do real, ser um verdadeiro pai.

O impostor se opõe à fé, desqualifica a fé. A fraude não é mais o real no simbólico, mas o desmentido no real. A impostura do pai é sua postura no ideal, o apelo que ele faz a um ideal para se fundar como pai. Trata-se de afirmar a consistência do pai no lugar de sua falta. O impostor procura sua autoridade de pai fora de sua enunciação, ele afirma que o pai não falta. O pai falta, ele é esburacado, sua origem está perdida. A impostura é o buraco rejeitado, a falta suprimida. O pai não é jamais o verdadeiro pai, é um sujeito que sustenta esse lugar lá. O sujeito dá seu amor de pai porque o pai falta (esse pai do qual seríamos certos). O pai só pode sustentar essa função no desejo. A impostura paterna é aquela de não desejar, de desautorizar o desejo. Isso nos envia para o lado da vontade de gozo, que se opõe claramente ao desejo.

Fora da impostura, é só o pai simbólico que pode ser tido como o representante original da autoridade da Lei. Esse Pai se sustenta para-além da Mãe – aquela que ocupa realmente o lugar do Outro – graças a um "modo privilegiado de presença", diz Lacan, o que compreendemos como sua presença no desejo da mãe.

Um outro modo especial de presença é aquele do pai morto no imaginário do neurótico. Lacan já tinha de fato evocado o pai morto, logo antes dessa última passagem.[25] Ele o tinha feito também na "Questão preliminar". É nesse texto[26] que ele decalra que não precisamos de um significante para ser pai ou para estar morto, mas sem o significante ninguém nunca saberá nada desses estados de ser. O neurótico obsessivo faz especialmente a conjunção entre esses temas, diz Lacan. Freud não deixou de se aperceber disso. A esse propósito, Lacan acrescenta:

> Com efeito, como não haveria Freud de reconhecê-la, quando a necessidade de sua reflexão o levara a ligar o aparecimento do significante do Pai, como autor da Lei, à morte, ou até mesmo ao assassinato do Pai? – assim mostrando que, se esse assassinato é o momento fecundo da dívida através da qual o sujeito se liga à vida e à Lei, o Pai simbólico, como aquele que significa essa Lei, é realmente o pai morto.[27]

A função do pai morto vai voltar um pouco mais tarde em "Subversão do sujeito", ainda uma vez em relação com a neurose obsessiva. Justamente após ter dito que o obsessivo nega o desejo do Outro formando sua fantasia para acentuar a impossibilidade do esvaecimento do sujeito,[28] Lacan fala da necessidade fundamental do obsessivo de se colocar como caucionador do Outro. E acrescenta:

> De fato, a imagem do Pai ideal é uma fantasia de neuróticos. Para-além da Mãe, Outro real da demanda de quem se quereria que ela acalmasse o desejo (isto é, o desejo dele), perfila-se a imagem de um pai que fecharia os olhos aos desejos. Mediante o que fica ainda mais acentuada do que revelada a verdadeira função do Pai, que é, essencialmente, unir (e não opor) um desejo à Lei. O Pai desejado [no original: *souhaité*, que talvez fosse melhor traduzido por ansiado] pelo neurótico, como se vê, é claramente o Pai morto. Mas é também um Pai que seria

perfeitamente senhor/mestre de seu desejo, o que teria o mesmo valor para o sujeito.[29]

****

Antes de comentar as conseqüências que extraímos dessas considerações teóricas para a neurose obsessiva, completemos o quadro. O Seminário 17 retoma e refina o que tinha sido proposto doze anos antes sobre as três categorias do pai real, simbólico e imaginário. A tese desse seminário, em relação à questão do pai, será: o pai real faz surgir a dimensão do impossível – e é efetivamente por isso que ele é o agente da castração.

Vejamos isso mais de perto. O ponto em que Lacan retoma suas elaborações, é justamente aquele do pai morto. Lacan considera a morte do pai como o ponto vivo de tudo com que a psicanálise tem a ver. A morte do pai, diz ele, é a chave do gozo do objeto supremo, na medida em que é a partir dessa morte – ou melhor desse assassinato – que esse gozo é proibido. Lacan nos dá ao mesmo tempo a frase revisada do Pai Karamazov: "Deus está morto, mais nada é permitido."[30] Essa fórmula, Lacan já havia empregado em Bruxelas[31] para dizer que a interdição do desejo é eficaz porque o pai está morto: o desejo só será mais ameaçador e portanto a interdição mais necessária.[32]

O pai morto, diz Lacan,[33] guarda o gozo em reserva, ele é o gozo. Isso é o próprio signo do impossível. Lacan nos faz notar claramente o impossível que aí se prende – como o pai morto poderia guardar para sempre o gozo? (Gozar de todas as mulheres é inconcebível, já é muito ser suficiente para uma só, nos diz Lacan.) É dessa muralha lógica de um impossível no simbólico, que surge o pai real. O pai real põe no centro da enunciação de Freud um termo do impossível.[34] De fato, o pai real é cientificamente insustentável – desse ponto de vista o único pai real seria o espermatozóide. O pai real é só um efeito da linguagem – de mais a mais, ele trabalha, é gentil, gostaria com certeza de ser amado.

Isso pode ser posto em relação com o que Lacan avança nas Entrevistas de Sainte-Anne sobre o saber do psicanalista.[35] Após um longo desenvolvimento sobre a lógica do universal, o necessário, o contingente e o impossível, Lacan fala da necessidade, para a mulher, de postular que existe ao menos Um que não passa pela castração, Um para quem ninguém deixa a desejar – porque a castração quer dizer sobretudo deixar a desejar. Trata-se de encontrar um pai que possa embasbacar a família (no original: *é-pater*, Lacan escande a grafia do verbo *épater* para fazer valer a dimensão do *pater*). Mas o *Pater familias*, hoje, é aquele que trabalha. O problema dos tempos modernos é que há uma crise, o pai não mais embasbaca a família, o que seria a única função verdadeiramente decisiva do pai. É preciso então encontrar um outro alguém. Lacan acrescenta: "Não é forçoso que seja o pai carnal, haverá sempre um que vai embasbacar a família, a qual, todos sabem que é um rebanho de escravos."

Esse descompasso entre o pai real enquanto *pater famílias* e o imaginário do pai no sujeito nos dá toda a dimensão da dificuldade de sua apreensão da qual Lacan já falava no Seminário 4. O pai imaginário é assim uma dependência necessária, estrutural, de algo que nos escapa, e que é o pai real.

É a posição do pai tal que Freud a articula, a saber, como um impossível, que faz com que o pai seja necessariamente imaginado como privador. Trata-se de um duplo laço lógico, não muito fácil de entender. Tentemos: a castração enquanto enunciado de uma interdição só se funda no mito do pai da horda. Ora, um mito, como vimos, é o enunciado do impossível. A castração determina assim o pai como sendo o real impossível. A castração consiste em introduzir o significante na relação dos sexos. Ela determina o pai real como esse impossível, introduzidno como tal a barra de uma não-proporção, o parasitismo da linguagem que torna aleatório um pai real, porque o que faz o pai real é o desejo da mulher. Por outro lado, a afirmação do pai real como impossível nos mascara o fato de que o pai real é o agente da castração. É aí que o termo "agente", já empregado no Seminário 4, ganhará nuances: é preciso compreendê-lo no sentido do agente que pagamos, agente como empregado – o pai real é um empregado da castração, ele trabalha para a castração. Lacan define assim esse termo: "O agente não é forçosamente aquele quem faz, mas aquele a quem se faz agir." É nessa posição que o pai real se articula com o que só concerne ao pai imaginário, a saber, a interdição do gozo.[36] De fato, em uma formulação ainda mais tardia (1976), Lacan diz que "os verdadeiros dos pais, é esse o segredo do pretenso assassinato, é que é preciso matá-los para isso, para que eles larguem o pedacinho de real."[37] Ele sublinha na ocasião que considera a castração como um desses "pedaços" de real – nós acrescentaríamos também o gozo.

O Gozo

O gozo é um ponto pivô da experiência analítica, onde se trata justamente de desmascarar, de desvelar no sintoma a relação do sujeito com o gozo enquanto real excluído. É o simbólico que faz com que o gozo se afirme como real, é dessa exclusão mesma que ele se realiza. Lá onde há incidência do significante, há exclusão do gozo. Para constatá-lo, é suficiente atentar para o que se passa na criança: a partir de uma posição perverso-polimorfa, em que o corpo vivo é todo inteiro capaz de gozar, a incidência do significante desertifica o corpo desse gozo, que fica exilado nas zonas ditas erógenas. Mais ainda, a experiência do gozo enquanto real do corpo permanece impossível de traduzir na linguagem. Há então uma disjunção entre saber e gozo, cuja conseqüência é um resto não simbolizável.

Esse divórcio deixa no sujeito uma interrogação, uma questão cuja resposta permanece inencontrável – isso vai fazer parte da questão subjetiva endereçada ao Outro enquanto suposto saber, suposto completo e inteiro, enquanto lugar instituído onde isso se sabe. O sujeito chega ao menos a recobrar um pedacinho desse real com um significante, um só: o significante fálico – mas ao fazê-lo, esse significante restará como que excluído para o sujeito, atingido pela irredutibilidade do gozo. Lacan fala do significante fálico como de um significante excluído, como de um ponto no infinito que é "irredutível enquanto concerne a um certo gozo deixado problemático", mas que chega pelo menos a instaurar a questão do gozo "sob um aspecto que não é mais externo ao sistema do saber".[38]

Lacan assinala no Seminário 16 que é no nível desses três termos – o saber, o gozo e o objeto *a* – que jaz a escolha da neurose, ou mesmo a escolha entre neurose e psicose. É impróprio falar de uma escolha, porque essa escolha já estava feita no nível do que foi apresentado ao sujeito.

Na época em que vivemos, as relações entre saber e gozo na comunidade não são mais as mesmas dos tempos antigos. Havia, para os antigos, uma certa posição de recuo a respeito do gozo. Hoje em dia, de um lado, a ciência nos dá sem cessar os *gadgets* prontos-para-gozar, e de outro lado, o capitalismo nos inclui todos em uma relação com o gozo que chamamos de exploração do trabalhador. O gozo é excluído do trabalho e, ao mesmo tempo, lhe dá todo seu real, à maneira do ponto no infinito que acabamos de evocar.

No ponto de encruzilhada que corresponde biograficamente ao momento de eclosão da neurose, o sujeito é confrontado a essa escolha, já definida por antecipação, entre a abordagem desse ponto no infinito, esse ponto de impossibilidade da conjunção sexual, e esse tempo prematuro onde ele vem a jogar na infância enquanto insuficiente, enquanto forçosamente não à altura. O sujeito se vê numa situação de impasse diante dessa lei do Outro concernindo ao sexual, lei que corresponde ao interdito do gozo, vivido tão arbitrariamente que o sujeito não consegue apreendê-lo pelo viés do saber. O neurótico, seja o histérico ou o obsessivo, vai tentar, na sua estratégia, pôr em questão a verdade do saber ligado ao gozo.

Mas no nível da natureza, do natural, Lacan nos aponta uma

solução possível para o impasse dessa lei do Outro. A maneira de se posicionar em relação a essa solução é uma das distinções possíveis entre o obsessivo e a histérica. A solução possível para o homem é a identificação – mítica – com a função do pai simbólico, é a posição do gozo viril na conjunção sexual. Dito de outra forma, é preciso que o homem saiba fazer o papel de mestre/senhor.

O obsessivo, entretanto, é aquele que recusa tomar-se por um mestre. Ele se apresenta de uma certa maneira como despossuído de seu objeto, cujo gozo foi subtraído pelo pai. É preciso que ele se compense pelo lado do saber – o saber do escravo. O que lhe importa é a verdade do saber, é a relação desse saber com o gozo. Ora, o que sabe o obsessivo? Ele sabe que não tem nada, nada mais do que o que lhe resta da interdição, o objeto *a*. De fato, isso quer dizer que ele não tem nada, porque o objeto *a*, enquanto neurótico, ele não pode ter. Então, de que ele goza? Esse impasse será abordado por uma certa estratégia diante do Outro. Eis aqui como Lacan a define: "Todo gozo só é por ele passável como um tratado com aquele, o Outro como inteiro, por ele sempre imaginado fundamental, com o qual ele trata. O gozo para ele só se autoriza de um pagamento, um pagamento sempre renovado, ... nessa alguma coisa que não se iguala jamais e que faz das modalidades da dívida o cerimonial onde somente ele encontra seu gozo."

Vejamos a posição da histérica. A solução natural que se oferece à mulher na conjunção sexual é igualmente muito simples: aquela de fazer o papel da mulher. Mas a histérica, justamente, não se toma por uma mulher – isso lhe seria difícil, já que ela não sabe o que é uma mulher. Sua estratégia para barrar essa situação incômoda é aquela de promover o gozo ao absoluto, o que Lacan articula assim: "Ela promove a castração no nível desse nome do pai simbólico a respeito do qual ela se coloca como querendo ser, em última análise, seu gozo. E é porque esse gozo não pode ser atingido que ela recusa todo outro."

De fato, em vista dessa relação absoluta que a histérica postula, todo outro gozo só pode ser externo e insuficiente. Eis então as duas modalidades pelas quais o neurótico reinterroga essa fronteira impossível a suturar, aberta entre saber e gozo.

Lacan aponta uma outra tentativa, própria do obsessivo, para preencher essa hiância. Trata-se de encontrar, através da enunciação, uma certa relação entre o gozo e o saber, de forma a atingir um equilíbrio subjetivo mais ou menos estável, com a única condição de que o tributo justo seja pago, do edifício de um saber. É nesse nível que encontramos a produtividade do obsessivo, suscetível de fazer muitas contribuições para o pensamento, porque é próprio de sua estrutura interrogar-se em permanência sobre o saber – sobretudo na época moderna, em que o saber é suposto capaz de trazer uma solução à questão do gozo.

****

Há ainda um aspecto a considerar nas relações entre o pai e o gozo: aquele do semblante.[39] A definição do semblante é aquela do simbólico que se faz tomar pelo real, forte da alfinetada, da ordenação, que ele produz no imaginário. A partir dessa definição, não é difícil perceber o que há de semblante na função paterna. De fato, Lacan nos assinalou mais de uma vez que o pai só tem seu título do simbólico.

Além de ser um semblante, o Nome-do-Pai é igualmente um dos nomes do gozo, na medida em que ele aparece como o nome daquilo que concerne a mãe no nível de seu gozo. Jacques-Alain Miller nos disse que o Nome do Pai é o nome de substituição para designar o gozo confiscado pelo pai. A sociedade humana, de fato, está organizada para dar consistência ao semblante do pai, de forma a validar um traço essencial da conduta humana: queixar-se. O semblante do pai é útil para legitimar essa queixa, fazendo crer que esse gozo poderia ser da ordem de um ter do qual o pai teria se apropriado – estaríamos assim bem fundados ao nos dirigir a ele para lhe lhe reprovar esse crime. Isso funciona também para assegurar ao sujeito que há em algum lugar um gozo que lhe é destinado, mas que lhe foi subtraído, e que ele poderá eventualmente recuperar. Essa esperança ajuda a estimulá-lo a continuar trabalhando nesse sentido, o que é essencial para a preservação da ordem social.

Há ainda outros nomes do gozo, por exemplo o falo e o objeto *a*. O falo já foi tratado no capítulo anterior, mas deve-se lembrar aqui que ele é o significante do gozo. Ele significa o gozo como castrado, conferindo sua significação à perda de gozo da qual ele é o correlato. Assim, percebe-se que na expressão "significante do gozo" os dois termos são mais disjuntos do que ligados. Se esse significante fálico é a expressão de uma captura do gozo pelo significante, trata-se aí de um gozo já regulado, limitado. Tal é aliás o sentido da castração: a separação entre o gozo e o corpo efetuada pelo significante. O falo dá ao gozo sua medida mas também seu semblante, porque o gozo enquanto tal não tem medida.

Quanto ao objeto *a*, designa mais precisamente o que do gozo fica fora da tomada do significante, enquanto resto da castração. No simbólico, o gozo é abordado a partir do significante fálico – cf. as fórmulas da sexuação – ao passo que no real, o que podemos conhecer do gozo é devido ao objeto *a*.

Na análise, especialmente a do sujeito obsessivo, uma elaboração que merece verdadeiramente o título de central consiste em retraçar a via pela qual o gozo foi perdido pelo sujeito. O próprio Édipo não é mais do que um mito da perda do gozo. Mas é muito importante apreender que a castração não é da mesma ordem, ele é outra coisa além de um mito. A castração toca de mais perto o real, enquanto articula uma experiência real e inominável de perda de gozo, cujo resto é o objeto *a*. Em se tratando de perda, passemos aso esclarecimentos anunciados no capítulo precedente sobre as nuances do conceito de gozo em Lacan.

Diferentemente do desejo, que Lacan vem a definir rapidamente como desejo do Outro, o gozo não é de início do Outro. Essa teoria só é formulada mais tardiamente. Para o próprio sujeito, podemos dizer igualmente que o gozo não é logo de início percebido como gozo do Outro: para chegar lá, o sujeito deve passar por uma certa experiência de perda.

No início, com efeito, o gozo é do corpo. Para gozar, é preciso um corpo.[40]Um corpo, isso se goza, diz Lacan,[41] mas o corpo e o organismo vivo não são a mesma coisa. O corpo não é dado no nascimento, ele é segundo, depende de uma construção que se realiza pela encarnação do significante. Lacan postula de fato que é o simbólico como primeiro corpo – no sentido de um sistema de relações – que faz o segundo (o corpo construído do sujeito), através de sua incorporação aí.[42] Entretanto, isso faz do corpo um deserto de gozo,[43] na medida em que o significante faz barreira, limite ao gozo. É por isso que Lacan se interroga freqüentemente sobre o gozo do animal, porque dele nada podemos dizer, já que no animal não há o significante para introduzir uma distância entre gozo e corpo. Aliás, nem sequer podemos falar de corpo no animal, mas de organismo vivo.

Essa noção de "deserto de gozo" é utilizada por Lacan para traduzir um modelo que não é outro senão o freudiano. Freud, com efeito, supõe uma experiência mítica de uma primeira satisfação, absoluta, que deixa uma inscrição, um traço, a partir do qual toda outra satisfação só será alucinatória, construída a partir desse traço, portanto, será necessariamente marcada por uma perda. Então, a insatisfação está profundamente ancorada no psiquismo, e todo gozo é marcado por um índice de perda: o significante é ele próprio o índice de uma experiência de gozo que não está mais lá ou, ao menos, que não mais está aí todo inteiro, desde que o significante aí está.

Assim, o gozo se retira, é marcado por um buraco, um vórtice. Mas não desaparece por completo. Na medida em que o corpo é deserto de gozo, ele vai se concentrar fora do corpo: de fato, a inscrição dos significantes que se opera pelo viés da demanda do Outro, vai localizar o gozo em torno das bordas anatômicas, em torno justamente disso que faz buraco e que não está, a propriamente dizer, no interior do corpo.

O que resta ao sujeito para tentar aceder a esse gozo fora do corpo é o gozo fálico. O gozo, nos diz Lacan,[44] "é marcado por esse furo que não lhe deixa outra via senão a do gozo fálico," ele mesmo situado fora do corpo, conforme o lugar que Lacan lhe reserva no esquema construído pelo achatamento do nó borromeano em sua conferência intitulada "La troisième".[45] De fato, o falo vem a mais no corpo, é um elemento exterior enquanto órgão, enquanto instrumento de gozo.

Ora, a experiência primeira de gozo data de uma época em que aquilo que mais tarde iria se tornar um sujeito estava ainda fundido com esse objeto primordial materno, objeto que, entretanto, se faz fundamentalmente Outro, desde a incidência do corte significante que funda o sujeito. Querer reencontrar esse gozo aspirando a gozar do corpo do Outro pela via da relação sexual é impossível. O gozo, enquanto sexual, é fálico, mas justamente, o gozo fálico não se relaciona ao Outro como tal. Lacan nos diz que "o gozo fálico é o obstáculo pelo qual o homem não chega ... a gozar do corpo da mulher, precisamente porque o de que ele goza é do gozo do órgão".[46] É aí que Lacan nos faz apreender a função desse genitivo da expressão "gozar do corpo do Outro" – o gozo, na medida em que pertence ao corpo, é fundamentalmente gozo do Outro e não gozo do sujeito. É o gozo do Outro sexo, radicalmente inacessível ao sujeito – e é exatamente isso que faz Lacan dizer que a relação (proporção) sexual não existe. Gozar do Outro seria fazer Um com o Outro, o que é impossível, exceto na morte.[47] De fato, podemos dizer que o gozo fálico é o gozo do Um – ele dispensa mesmo o outro, como na masturbação – ao passo que o gozo do Outro é um gozo desmesurado.

Chegamos assim a um postulado fundamental: se o gozo fálico é fora-do-corpo, o gozo do Outro é fora-da-linguagem, fora-do-simbólico.[48] O Outro sexo é a mulher. Isso postula o gozo da mulher (se ao menos ela existisse, diz Lacan, passando, como todos sabem, do *la* minúsculo ao *La* maiúsculo de *La Femme* que não existe, até o *La barré* do *pas-toute*) enquanto gozo a mais, para-além do falo. Mas justamente, esse gozo só toma consistência fora do simbólico, lá onde A Mulher existe (cf. o empuxo à mulher da psicose). Lacan isola esse "gozo a mais" igualmente nos místicos, apontando o que há de radicalmente Outro nessa relação especial com Deus.

No campo da neurose, o sujeito feminino enquanto mulher continua articulado com o gozo fálico fora-do-corpo – o que não impede que a mulher, entretanto, tenha acesso a um suplemento de gozo, pelo fato de ela ser não-toda. Lacan menciona ainda outros nomes do gozo: gozo do ser, gozo do exercício e da aquisição de um saber,[49] gozo mental,[50] gozar falando,[51] gozar da vida,[52] e assim por diante.[53] Não tentaremos ampliar nosso comentário nessa direção, pois não estamos seguros de termos apreendido todas as nuances desses usos. Vamos reter ao menos o que Lacan diz do gozo do ser: ele evoca os filósofos que seguiram o traço do pensamento enquanto gozo, e que procuraram postular o gozo do Ser supremo – isto é Deus, suposto gozar de tudo o que é para o bem de nosso ser. A isso Lacan opõe o que chama de ser da significância, cuja razão é o gozo do corpo.[54] Ora, a significância, em lingüística, é o fato de ter sentido. Compreendemos o sentido, nessa passagem, como estando em relação com o que Lacan afirma nas duas primeiras lições do seminário *RSI*[55]: o sentido é aquilo com que o imaginário responde ao simbólico. Lacan, em seu esquema do nó borromeano que ele repete nesse seminário, põe o sentido entre os círculos do simbólico e do imaginário, em posição simétrica com aquelas ocupadas pelo gozo fálico e o gozo do Outro. Ele acrescenta definições: sentido/consistência; gozo fálico/ex-sistência; gozo do Outro/furo.

Assim, acreditamos que gozar do sentido é querer dar consistência ao ser, é se entregar a uma ilusão imaginária – justamente para estancar o efeito de vórtice do gozo do corpo. Lacan, na realidade, põe o gozo do corpo como a razão de ser da significância. Razão, o cremos, enquanto princípio de explicação, enquanto o que permite compreender a aparição de um fenômeno.

Essa questão pode ser esclarecida pela citação seguinte:

Para a realidade do sujeito, sua figura de alienação, pressentida pela crítica social, se dá enfim de se jogar entre o sujeito do conhecimento, o falso sujeito do "eu penso", e esse resíduo corporal ...: o objeto *a*. Entre os dois, é preciso escolher: essa escolha é a escolha do pensamento enquanto que ele exclui o "eu existo" do gozo, o qual "eu existo" é "eu não penso".[56]

Isso nos remete às pegadas do obsessivo, para quem a problemática de uma pesquisa ilusória[57] da consistência do ser, pela via do pensamento, não é estrangeira (cf. a questão subjetiva: "que sou eu?"). Essa estratégia é utilizada para tentar preencher o furo do gozo do corpo e para suplantar as limitações do gozo fálico, pelo qual o sujeito só pode ex-istir.

Reservarei para um outro capítulo um comentário sobre a questão do gozo do sentido no Homem dos Ratos, de forma a esclarecer certos aspectos das relações entre o gozo e o significante, particularmente em sua materialidade. Escolhi proceder assim porque do lado da clínica, talvez possamos apreender de forma menos abstrata o que tenho a demonstrar. Portanto, deixemos aqui esse ponto em suspenso. Mas antes de voltar à neurose obsessiva, tenho ainda algumas considerações a fazer sobre o gozo, no que concerne ao objeto *a* e ao supereu.

É preciso saber que o mais-de-gozo do objeto *a* funciona diferentemente do gozo fálico e do gozo do corpo. O objeto *a*, a despeito do "mais" de sua denominação, é um resíduo do gozo. O gozo puramente pulsional não tem exatamente a mesma estrutura do gozo dito sexual. O primeiro é correlacionado à própria impossibilidade do segundo: dessa ausência de encontro, desse corte, o resíduo que cai é restituído quase como uma compensação: "despesas de gozo, eis aí o primário. Donde a necessidade do mais-de-gozar para que a máquina rode", diz Lacan.[58] É efetivamente necessário que o sujeito possa repetir alguma coisa com um correlato que não é o Outro sexo, mas que é mais-de-gozar. O gozo como satisfação da pulsão não é mais do que um circuito em torno de um objeto que é, em última análise, esvaziado: só restam um olhar, uma voz. A fantasia empresta a esse objeto uma substância imaginária, uma vestimenta narcísica – mas o final da análise deve conduzir o sujeito a situar esse vazio do objeto *a*. Trata-se lá do lugar vazio de um objeto perdido para sempre, de um objeto do qual nenhum significante dá conta. É desse lugar vazio que vem o apelo ao gozo, a ordem do supereu que só se manifesta por uma voz: "Goza!"[59] Ora, não é a Lei do supereu que interdita ao sujeito o gozo, pelo contrário — mas a ferocidade do supereu reside no fato de que essa injunção é impossível de satisfazer, pelo simples fato de que ela é articulada pelo significante.[60] Voltamos ao ponto de partida: "o gozo é vetado a quem fala como tal".[61] Se o supereu diz "Goza", é que só sobra isso para o sujeito — viver repetindo o circuito pulsional, a única forma de contornar essa pura perda que representa a castração: a perda do gozo do Outro. O Édipo é, aliás, o mito que construímos para dar conta dessa perda enquanto interdição do incesto, de forma a poder situar o gozo em algum lugar. É efetivamente nisso que o supereu é o herdeiro do Édipo.

****

Na medida em que a perda de gozo está no coração mesmo da análise do obsessivo, esse ponto interessa de perto à questão do final da análise. Essas considerações serão retomadas no capítulo sobre a estratégia do final de análise. Adiantemos de qualquer forma o seguinte: o objeto *a* colocado no lugar de agente do discurso do analista, no lugar que estava ocupado antes, para o sujeito, pelo Nome do Pai, contribui para fazer cair o semblante do pai. Mas isso não assegura completamente que saiamos do reino do pai. É preciso elaborar uma outra lógica — a da pulsão. Sim, porque a pulsão, diferentemente do pai, não conhece perda. A pulsão poderia ser assim um nome mais adequado ao gozo do que o objeto *a*, que nomeia a castração pela via da perda, enquanto o gozo, como vimos, não pode ser completamente perdido, completamente anulado: ele fica concentrado fora do corpo, e daí ele volta. É de fato o obsessivo, mais uma vez, que o prova, com seu gozo bem proibido mas que não deixa de fazer retorno, e isso mesmo de forma invasora e transbordante.

Mencionei várias vezes o circuito pulsional. Eis como ele é compreendido: como a órbita de um cometa que renova sempre seu curso, e que nesse movimento de vaivém, de ida e volta, cria o gozo. A pulsão não se aplaca jamais, esse empuxo é sempre operante, estando sempre pronto para recomeçar. Seu deslocamento no circuito é que faz a metonímia do gozo. Falar de metonímia do gozo pode parecer bizarro, porque nos acostumamos a considerar a metonímia em relação ao desejo, e a figurar o gozo como aquilo que volta sempre no mesmo lugar. Mas vemos isso também como um deslocamento: a repetição, um dos nomes freudianos do gozo, só pode ser entendida no sentido de fazer e refazer, ao infinito, o mesmo circuito. A diferença, para nós, é que a metonímia do desejo é sempre uma fuga para adiante, ao passo que, se o gozo se desloca, é para voltar para o mesmo lugar, num percurso pulsional sempre renovado. Seria conveniente então colocar a metonímia do gozo entre aspas: de fato, é a pulsão que se move no circuito. Mas conservamos assim mesmo a expressão "metonímia" do gozo, pois ela nos parece útil para figurar o que vai e vem sem nunca se negativizar.

É esse gozo jamais negativizado que faz com que Lacan diga que o sujeito é feliz:[62] isso quer dizer que nem a sociedade, nem o pai, mesmo morto, não conseguirão jamais verdadeiramente anular o gozo.

É esse o caráter de imortalidade que faz do gozo algo da ordem do real. Se a metáfora do pai, semblante por excelência, procura fazer do gozo o interditado, o impossível, é dessa própria impossibilidade que o gozo se faz metonímia. Esse impossível é o que faz o sujeito recomeçar sempre. O impossível é apenas um outro nome para o real. Assim, à metáfora do pai opõe-se a metonímia do gozo real.

O obsessive frente ao pai, à dívida e ao gozo

Agora que já examinamos cada um dos elementos que fazem o triplo objeto de exame neste capítulo, tentemos dizer qual é a posição do obsessivo em relação ao pai, à dívida e ao gozo. Em nome da clareza, convém recapitular e repetir alguns conceitos.

Em sua abordagem do objeto primordial materno, em razão da prematuridade característica da posição da criança, dissemos, com Lacan, que o sujeito é forçosamente insuficiente, forçosamente não à altura. Esse objeto primordial de início lhe pertence, mas desde que o pai intervém, cava-se um fosso entre esse objeto e a própria mãe. Assim, trata-se aí de um objeto perdido, porque é um Outro que sempre teve o direito de gozar da mãe. Isso não deveria resultar em um problema diferente daquele de ser obrigado a aceitar esse fato, na medida em que a função paterna esteja plenamente operante – a conseqüência, nesse caso, sendo justamente a resolução do Édipo e a abertura de uma via para o desejo do sujeito, através da assunção da castração. Ora, acidentes são possíveis – eles são mesmo a regra e não a exceção – o que é demonstrado pela existência das estruturas clínicas (neurose, psicose e perversão).

Assim é que constatamos que o Pequeno Hans não deixa de se referir ao pai simbólico, cuja função nele é sobretudo pacificadora. Por outro lado, ele não consegue promover o pai real para o lugar do pai imaginário, do pai castrador.[63] A fobia vem a constituir uma estratégia para suprir essa falta do pai imaginário. No Homem dos Ratos, isso se passa de uma forma diferente. A posta em cena da castração foi bem efetuada, e o pai real não deixou de desempenhar seu papel (cf. o episódio verificado na idade de três anos com a criada). A interdição do gozo está certamente presente, e um pai imaginário terrificante se instala. O que falta em Hans está em excesso no Homem dos Ratos – e isso traz como conseqüência o fato de que esse último não ousa engajar seu desejo.

Para se desembaraçar do peso do pai imaginário, será preciso para o Homem dos Ratos promovê-lo[64] ao lugar do pai simbólico, para conseguir por sua vez alguma pacificação. Ora, o defeito da função paterna, aqui, é que o pai real não é um bom suporte para essa promoção. Se ele conseguiu operacionalizar a castração, por outro lado o lugar simbólico que ocupa na família é um lugar degradado – e ele, além disso, falhou em relação ao seu próprio desejo. Esse obstáculo é uma das causas (vamos em breve destacar outras) que fazem com que esse pai não termine nunca de morrer, e permaneça bem vivo no imaginário do sujeito.

A estratégia obsessiva consisitirá assim em eliminar esse

obstáculo, fazendo sua a dívida do pai, tentando pagá-la em seu lugar, expiar sua falta. O pai, desembaraçado de seu pecado, poderia então ter acesso ao lugar do pai simbólico. Seria talvez a solução. O senão, por um lado, é o fato de que essa dívida não pode, por razões estruturais, ser paga – e é aí que vemos os sintomas do sujeito se multiplicarem nesse fracasso –, e, de outro, a partir do momento em que ele esposa, por assim dizer, a causa do Outro na tentativa de pagar sua dívida, é seu próprio desejo que fica alienado, ou em outras palavras, impossível.

Um outro fator que está na base da estratégia do obsessivo é a necessidade que ele experimenta de instituir o Grande Outro enquanto inteiro, de forma a encontrar uma resposta para sua questão subjetiva. O obsessivo tem necessidade de uma garantia do lado do saber, postulando o Outro como aquele que sabe.

Para o Pequeno Hans, isso se passa de forma bem cômoda – ele pode ter o símbolo ao alcance de sua mão, ele encontrou Freud e foi capaz de colocá-lo nesse lugar.[65] Mas o Homem dos Ratos, mais uma vez, não encontra uma saída conveniente. O amigo ao qual se dirige para verificar a justeza de seus propósitos não ultrapassa o nível do outro especular – e o Outro que ele vem a efetivamente encontrar, o capitão cruel, está longe de poder ser o suporte dessa função pacificadora. O pai real é ainda menos suscetível de lhe fornecer esse suporte, pelas mesmas razões que estão ligadas ao seu pecado e à sua dívida simbólica.

É isso, precisamente, que faz da neurose obsessiva a neurose moderna por excelência: é a posição simbólica do pai na cultura dos tempos atuais que torna a estratégia do obsessivo ainda mais necessária. O pai moderno, como todos sabem, é um pai decaído, humilhado, um pai que trabalha e que não pode mais gozar. É o pai de família que não consegue juntar o salário com o fim do mês, a não ser que recorra à sua mulher para ajudá-lo. Em nossa época, é o próprio símbolo do pai que está em perigo. Ora, o pai moderno dá lugar a um curto-circuito: é um pai tão faltoso que cai duro e preto para trás se lhe atirarmos com um revolver de pólvora seca, como ocorre na peça de Claudel.[66] Ninguém pode ocupar melhor o lugar do pai simbólico que o pai morto; o assassinato desse pai bem vulnerável pode aparecer como uma solução desse estado de coisas (mas, convenhamos, uma solução bem estranha). Isso pareceria cair bem para o sujeito, que estaria ao mesmo tempo se desembaraçando do rival edípico.[67] Seria uma promoção forçada do pai imaginário ao pai simbólico, mas, infelizmente, não pela boa via. Se ao menos esse tipo de promoção fosse efetivamente possível, talvez o efeito fosse aceitável. Mas esse passo permanece inacessível para o obsessivo – o desejo de morte em relação ao pai lhe é intolerável na medida em que isso faz apelo à incapacidade, para o sujeito, de se engajar num combate mortal. Sabemos que Lacan utilizou a dialética hegeliana do senhor e do escravo, modificando-a com suas próprias formulações, para falar justamente da estratégia do obsessivo. Sabemos bem que o escravo espera a morte do senhor para obter o seu lugar, mas ele não pode se decidir a precipitá-la, a passar ao ato, pois não quer correr o risco. A solução parcial que o obsessivo encontra é fazer coincidir, de alguma forma, o pai imaginário e o pai simbólico. Em outras palavras, o obsessivo tenta fazer, do pai morto, o pai terrível e gozador e sempre vivo, ou seja, dar ao pai morto a exclusividade do gozo. Dito ainda de outra forma, anular a morte do pai imaginário e só fazê-la entrar no jogo enquanto morte simbólica. No caso do Homem dos Ratos, Freud isola o enunciado que estrutura sua neurose obsessiva: "Se tenho o desejo de ver uma mulher nua, meu pai deverá morrer." É a conjunção de um fantasma *voyeur* com a interdição que vem do rival edipiano. A concretização do gozo do paciente tem uma condição: a morte do pai. Há aí um pensamento intolerável, e o sujeito se ameaça de punição: "Se eu pensar nisso, coisas terríveis vão acontecer à dama amada." Entretanto, mesmo quando o pai efetivamente vem a falecer, o sujeito não realiza seu desejo. É preciso, para que ele não perca esse desejo, fazer o morto voltar. Quando ele apresenta seu pênis ao fantasma do pai, o sujeito tenta construir no imaginário isso de que ele tem necessidade: o falo como significante do gozo. Mas o apelo que ele faz ao fantasma (*fantôme*) se dirige ao pai enquanto morto, como puro significante, isso é, ao pai simbólico. Portanto, da morte imaginária da rivalidade edipiana, o sujeito tenta, em seu suplício obsessivo, afastar de sua consciência a intenção parricida, passando assim à morte simbólica. Ela é evocada com a esperança de resolver a ambivalência entre amor e ódio, mas, como já notamos, esse pai não termina nunca de morrer, e na espera dessa morte, como o escravo, o sujeito se vê forçado a trabalhar para pagar a dívida do desejo.

Essa estratégia traz ainda outras conseqüências. O pai imaginário tem uma outra função: a de dar ao sujeito uma matriz de identificação. É por essa relação, efetivamente, com a imagem do pai no sujeito que ele tenta se posicionar na existência. Ora, ao fazer coincidir o pai simbólico – o pai morto – com o pai imaginário que é a matriz de identificação, *o resultado inesperado é que o sujeito vai se identificar com um morto!*

Quanto ao gozo, essa estratégia é igualmente problemática. Já dissemos que o obsessivo não quer correr o risco. Podemos dizê-lo de outra forma: confrontado com a escolha entre a bolsa e a vida, o obsessivo escolhe a dúvida, ele não se mexe. Lembremo-nos do que diz Lacan no Seminário 11:[68] "A bolsa ou a vida! Se escolho a bolsa, perco as duas. Se escolho a vida, tenho a vida sem a bolsa, isto é, uma vida decepada [no original: *écornée*]." Nesse jogo do mestre e do escravo, o desejo do escravo fica impossível. A anulação diz respeito ao trunfo que ele desejou (a dama), face à alternativa "ganhar ou perder".

Podemos acrescentar que a bolsa do sujeito está vazia de gozo. Isso porque, fazendo coincidir o pai simbólico (morto) com o pai imaginário (gozador), o obsessivo fixa para sempre o gozo do lado do pai morto, que se torna com efeito o equivalente do gozo. Isso, aliás, reforça o mecanismo de identificação do qual falamos: a solução natural era, como havíamos assinalado, a identificação com a função do pai simbólico no gozo viril. Mas como para o obsessivo o gozo está proibido pois que está reservado ao pai, só lhe resta a possibilidade de uma outra identificação, a identificação com certos traços do próprio pai, enquanto pai morto. A identificação com um morto é forçosamente problemática. O obsessivo se põe a fazer o papel do morto, em vários sentidos: para enganar a morte e não ter mais que temê-la, para não ter que engajar seu desejo, e assim por diante. Este é o nó do problema do paciente de Ella Sharpe[69] comentado por Lacan no Seminário 6.

Podemos constatar que as últimas palavras do pai moribundo desse paciente foram: "Robert deve tomar o meu lugar." Veremos surgir uma inibição no sujeito como conseqüência dessa identificação com um morto, nesse advogado que era incapaz de falar no tribunal. Era um sujeito que, no jogo de tênis, era incapaz de encurralar os adversários, porque a antecipação da posição deles lhe era impossível. Ele ficava em uma realidade temporal fixa, sempre na espera do último golpe, aquele que lhe seria enfim fatal, e que lhe faria cumprir a profecia e ocupar o lugar do pai morto.

Mas voltemos a esse impasse do gozo, que é agravado, no Homem dos Ratos, por um tipo de encontro com a morte, dessa vez como mestre absoluto do real: é o horror dessa morte real que está no horizonte do suplício dos ratos. Essa dimensão vai aparecer não no encontro do paciente com o pai morto, mas com esse Outro vivo que é o capitão cruel.

Quando o capitão relata o suplício dos ratos, o que ele relembra ao sujeito é que o Outro goza. É o que o obsessivo não consegue suportar. Ele tudo faz para apagar os signos do desejo e do gozo do Outro. Para isso, é preciso que ele mortifique o Outro, promovendo a morte ao posto de significante-mestre no Outro.[70] O contragolpe é a mortificação do próprio sujeito.

O sujeito tentava até então sufocar o gozo sob o manto do significante, colocando o pai e a dama no lugar do ideal. Despertado pelo relato do capitão, o gozo faz irrupção quebrando a cadeia que o continha, manchando o ideal com um pensamento ignóbil −torturar os dois seres idealizados, gozar disso. O horror do sujeito é constatar que lhe é impossível gozar em paz desse ideal sem que um outro gozo desregulado se misture aí.

Para tentar recolocar o gozo na sua prisão, o sujeito tenta erigir uma outra barreira. Nada melhor do que se apoiar justamente sobre esse Outro que parece ter facilmente a mestria do gozo que, do lado do sujeito, é insuportável. Para isso, o Homem dos Ratos é ajudado pelo fato de que é esse mesmo mestre cruel que enuncia a sentença que o sujeito vai tomar como lei: "O tenente A pagou as despesas para você. Você lhe deve reembolsar."[71] Sabe-se que na verdade quem pagou pelo *pince-nez* foi a dama do correio, portanto, é a ela que o Homem dos Ratos deve, mas não é a ela que ele é ordenado pagar.

A ordem de pagar que o capitão lhe dá vai recair sobre um sujeito que está duplamente falido. De fato: é preciso primeiro que ele pague a dívida não reembolsada que herdou do pai. Para isso, sua alienação ao desejo desse Outro vivo não pode passar por uma perda imediata de gozo, mas sobretudo por um ganho: para pagar, ele não pode esvaziar sua bolsa sem enchê-la primeiro, pois ela já está vazia, tanto pelo buraco da dívida paterna, quanto pela escolha entre a bolsa e a vida da qual falamos acima. E é bem isso que ele tenta fazer – encher primeiro a sua bolsa –, o que podemos notar se olharmos com atenção a montagem complicada que ele propõe. Ele quer fazer o tenente A reembolsar a dama do correio, após o que essa deverá dar esse dinheiro ao tenente B, e só nesse momento o próprio paciente reembolsará o tenente A.

Resultado engraçado: a dama só fez passar adiante o dinheiro, portanto não foi reembolsada. O tenente B, que não tinha nada a ver com a história, acha-se no final com uma soma a mais. É justamente esse excesso, esse mais-de-gozar acumulado pelo tenente B, que poderá enfim servir para pagar a dívida paterna. Podemos supor que o tenente B funciona ao mesmo tempo como imagem especular do paciente, o que lhe permite então encher sua bolsa, e como duplo do amigo do pai, o qual, por essa operação, encontra-se enfim reembolsado. A notar também que o dinheiro como significante fálico circula entre os homens e a mulher; trata-se na verdade de uma relação sexual, e no fim a situação original se repete: à imagem de sua mãe, é na verdade a empregada do correio, enquanto mulher rica, que é a única a pagar pelo *pince-nez* – ela é a garantidora da função fálica, isso que o pai não pode ser,[72] e toda a montagem poderia então funcionar como uma etapa necessária para tornar possível o retorno do paciente ao hotel, para gozar da mulher pobre.

Essa construção é uma bela tentativa para sair do impasse, mas infelizmente ela não funciona. O que rateia nesse esquema é que o sujeito só pagou uma vez. Ele pagou o tenente A e por circulação o tenente B; ele tentou mesmo encher sua bolsa antes, pela via da especularidade. Mas continuou em dívida com a mulher rica. Seu pai também doou sua própria vida à mulher rica, como caução. Essa dívida só pode ser paga com a sua morte. Mais ainda, o reembolso do tenente B no lugar do amigo de seu pai não pode funcionar: aquela é uma dívida que já pertence ao além, ao mundo dos mortos.

Então, quando o capitão cruel ordena o pagamento, é

exatamente aí que reside sua crueldade: ele força o sujeito a escolher uma bolsa que deve ser enchida de gozo, mas, para escolher a bolsa, é preciso que ele pague com sua vida. Nessa escolha, o que o Outro cruel demanda é a morte do sujeito. O impasse no qual se encontra o sujeito é a expressão da injunção de seu supereu na sua dupla dimensão: o gozo da tortura dos ratos é de fato acrescentado ao imperativo: "Tu deves pagar!" Entretanto, o sujeito encontra um Outro que não está morto, e que reclama um pagamento em gozo. Além do mais, e isso é intolerável, esse Outro não apenas goza, mas exibe um gozo desregulado. Mas como o Homem dos Ratos não é psicótico, se ele se submete a esse imperativo, dispondo ao menos de uma estratégia que compreende a utilização de certos recursos. De início, ele tem sua fantasia fundamental, na qual tenta regular esse gozo desenfreado em uma gramática. Essa fórmula poderia ser: "Tortura-se um prisioneiro", análoga à frase "Bate-se numa criança". E mais, ele tenta pagar o credor de tal gozo com significantes e não com pedaços de seu corpo. "Tantos florins, tantos ratos", dirá ele.

Isso representa também sua forma de reduzir a dívida em mil pedaços e de ter acesso a uma parte de gozo – é a isso que Lacan fazia referência ao falar desse pagamento sempre renovado.[73] Essa fórmula dos ratos e dos florins nos lembra também, além dessa contabilidade do gozo, a metonímia do objeto do obsessivo, sempre posta em função a partir de certas equivalências eróticas, como tentativa de compensar a impossibilidade de gozar do objeto perdido. O segundo termo da fórmula da fantasia do obsessivo, que mencionamos no capítulo anterior, ganha aqui uma nuance de leitura: o *phi minúsculo (a, a', a", a'''*, ...) além de presentificar, como vimos, o retorno do significante fálico excluído, através da função do *phi minúsculo* como uma forma reduzida e degradada da função do falo simbólico *phi maiúsculo* – equivale também, arriscaríamos a dizer, ao retorno da função, igualmente reduzida e degradada, do pai real. O obsessivo se dedicou a operar praticamente uma negação desse pai real, substituindo-o pelo pai imaginário, logo posto em equivalência com o pai morto. Bem, é preciso que ele pague o preço desse assassinato. Um buraco se produziu na realidade do obsessivo, e isso não é sem conseqüências. Para a temporalidade, isso acarreta a fixação da realidade em um tempo morto. No que toca à função fálica, o que assistimos é à invasão da realidade do obsessivo por uma multidão de significantes fálicos. É uma realidade onde faz retorno uma certa inflação fálica. Inevitavelmente, porque esse apagamento do pai real, agente da castração, põe uma dificuldade para a assunção da castração, para a passagem do ser ao ter – o que trabalha no sentido de reforçar a identificação fálica do sujeito. É por esse ponto que podemos abrir uma via para ligar momentos diferentes na obra de Lacan: da referência do obsessivo à morte, no esquema L, podemos passar a um papel mais marcado da castração nessa estrutura clínica, onde o horror da castração pode operar independentemente da questão da morte. Se o obsessivo tenta compensar o defeito fundamental da função paterna pela via da inflação narcísica, do inchaço fálico, se ele incha para se igualar ao pai, ele bem sabe que a castração continua a ameaçá-lo, e é por isso que, inchado ou não, nos momentos cruciais de decisão, ele prefere se sentar bem no fundo da sala.

****

Freqüentemente recorremos ao uso, por Lacan, da dialética do senhor e do escravo. Mas trata-se de uma formulação um tanto datada, na medida em que Lacan propôs, a seguir, a teoria dos quatro discursos, que dá conta da posição do obsessivo com mais precisão.[74]

Mencionamos a barreira de significantes erigida pelo obsessivo para limitar a ameaça do gozo, numa tentativa de preencher todos os intervalos. Ora, o matema do discurso do mestre/senhor nos demonstra precisamente esse mecanismo: a cadeia significante S_1-S_2 fica por cima da barra, ao passo que o mais-de-gozar está por baixo. De fato, não é só o gozo que fica sob a barra, mas toda a fantasia, porque o sujeito tenta a qualquer preço sufocar essa fantasia perversa que diz respeito ao pai e à dama.

A relação do sujeito com o capitão cruel também está inscrita aí: é o mestre do gozo, capaz de enunciá-lo ($S_1 \Rightarrow S_2$), mas de ao mesmo tempo dominá-lo. O campo da direita (S_2/a) traduz o que afirmamos acima: o Homem dos Ratos supõe, no campo do Outro, um saber em condições de conseguir a mestria do gozo. No campo da esquerda, reencontramos o S_1, significante-mestre que preside os atos do sujeito: "Tu deves pagar."

AS PÁGINAS QUE SEGUEM CONTÊM GRÁFICOS; O PROGRAMA DE IMPRESSÃO USADO PARA ESTE LIVRO SÓ ACEITA UMA IMAGEM POR PÁGINA PORTANTO TEREMOS QUE ESPAÇAR AS PÁGINAS.

O matema do discurso do mestre tal como é escrito mais tarde em *Televisão*,[75] com as duplas flechas centrais, nos lembra a estratégia do obsessivo:

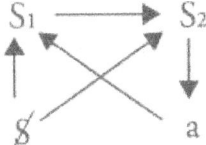

O gozo fica reservado ao Outro:

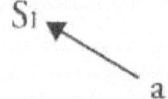

Esse Outro é colocado no lugar do mestre que submete o sujeito:

$$\frac{S_1}{\$}$$

Nenhum caminho liga o sujeito ao mais-de-gozar. Nessas condições, para que o sujeito possa ele mesmo ter acesso a um pedaço de gozo, é preciso que se identifique ao mestre e tente negar sua própria divisão em uma inflação narcísica – caminho representado pela flecha que sobe:

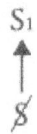

Ou, então, é preciso que pague o tributo devido a um certo saber:

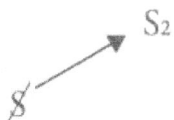

As três flechas externas – a que sobe de S barrado para S_1, a que vai de S_1 a S_2, e a que desce de S_2 para a – mostram que a partir dessas novas posições há a possibilidade de um caminho que leva o sujeito ao gozo:

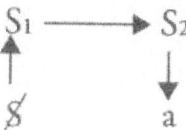

A escritura S_1-S_2 do andar superior desse matema evoca ainda uma estratégia empregada pelo obsessivo: passar de um ao outro numa sorte de desdobramento – o que será objeto do próximo capítulo. Antes, fechemos o presente capítulo, em que seguimos os traços do percurso do obsessivo, aquele que tenta sempre se recuperar de uma escolha que não foi a sua, que precede sua história, que preside seu destino. O saber, a significação fálica, o gozo esfacelado da dívida paga pouco a pouco – são todos meios para tentar essa recuperação, todos ineficazes.

Mas, no final, no momento de realizar verdadeiramente seu destino, é o real da morte que triunfa. No Homem dos Ratos, a despeito da análise, essa dívida de uma vida posta em caução será paga no campo de batalha da Primeira Guerra Mundial, quando esse tenente se verá enfim livre de seu suplício.

****

Gostaríamos, para terminar, de acrescentar uma pequena vinheta clínica. Lacan nos lembrou daquilo que a psicoterapia (mas também, diríamos, certas maneiras de dirigir uma análise) pode ter como efeito no nível do Nome-do-Pai. A psicoterapia pode trazer algum bem, mas pode também trazer o pior: o sujeito ser levado a crer no ideal do pai. É para-além dessa crença que é preciso ir na psicanálise. Isso é ainda mais importante quando estamos diante de um sujeito obsessivo, sujeito que, em busca de respostas para sua questão subjetiva, está sempre pronto a cair sob a impostura de um pai que afirme sua própria consistência. Citamos o exemplo do pai de Schreber – mas os efeitos dessa vontade de gozo da parte do pai real não se fazem sentir apenas na psicose. Isso nos evoca um caso de nossa clínica, o de um jovem estudante sem recursos próprios, obsessivo de estrutura, que apresentava um fenômeno psicossomático particular. Ele tinha uma doença da pele, a psoríase. Seu pai só havia dado aprovação para que ele se submetesse a uma análise, e só havia lhe dado o dinheiro necessário para tal, por causa dessa doença. Desde a primeira entrevista ele exibia sua lesão, a apresentava como se ela fosse o seu sintoma, a mostrava sem pronunciar uma palavra. As regiões do corpo atingidas pela doença eram a pele das orelhas, cotovelos, joelhos e canelas. Duas letras se repetiam sempre no nome dessas partes doentes de seu corpo: "E", "L". Foi um momento impressionante de sua análise, quando o paciente se deu conta de que cada crise de piora de sua doença correspondia, no calendário, ao aniversário de uma encruzilhada qualquer nas suas relações com esse pai tão severo. Ele então se apercebeu de que as letras "E" e "L" eram as iniciais do nome de seu pai.

Nós hesitamos sobre que status dar a esse gozo inscrito sobre o próprio corpo do sujeito: seria preciso para isso tecer longas considerações sobre a questão do fenômeno psicossomático. Pensamos todavia que à força de querer elidir os signos do gozo do Outro, o obsessivo recebe o contragolpe de sua estratégia nesse retorno de gozo, que, neste caso, se estendeu até o próprio real do corpo. A escritura desse nome sobre o corpo do analisante nos evoca a fórmula: o pai, virado ao pior, faz valer o pior como Nome-do-Pai.

CAPÍTULO 3 – AS FERAS DO REAL

A "metáfora teatral"

Interessa-nos considerar o que chamamos de "metáfora das feras", ou "metáfora teatral" ou "circense", a partir de três passagens de Lacan que nos ajudam a elucidar a estrutura da neurose obsessiva. Vamos propor nada menos que doze leituras possíveis dessas passagens, juntamente com algumas ilustrações clínicas, e no próximo capítulo trataremos de procurar exemplos mitológicos e literários capazes de ilustrar esta "metáfora teatral".

Eis aqui as primeiras duas citações das quais falamos, e que se encontram às p.454 e 305 dos *Escritos*. Ao contrário do procedimento aadotado em todo este livro, nós nos permitimos adotar outras escolhas que não a da tradução brasileira nessas passagens.

Na primeira passagem, em "A psicanálise e seu ensino", Lacan acaba de falar da estratégia do obsessivo enquanto tentativa de enganar a morte, por mil astúcias, diz ele, por mil proezas. Lacan acrescenta que essa astúcia do sujeito é também...

... aquela da qual tanto o meio quanto o fim lhe escapam. Pois é ela que retém o sujeito e até o arrebata fora do combate, como faz Vênus com Páris, levando-o a estar sempre num lugar diferente de lá onde se corre o risco, e a deixar ali apenas uma sombra de si mesmo, pois ele anula de antemão o ganho e a perda, abdicando de saída do desejo que está em jogo. Mas o gozo de que o sujeito é assim privado transfere-se para o outro imaginário que o assume como gozo de um espetáculo, qual seja, o oferecido pelo sujeito na jaula em que, com a participação de algumas feras do real, quase sempre obtida às custas delas, ele prossegue os exercícios hípicos pelos quais ele faz suas provas de estar vivo. Que só se trate, entretanto, de fazer suas provas, conjura a morte por debaixo do pano, sob o desafio que lhe é feito. Mas todo o prazer fica para este outro que não se pode empurrar para fora do lugar sem que a morte se assanhe, mas a respeito de quem se espera que a morte acabe com ele. Assim é que do outro imaginário a morte vem a tomar a aparência, e que à morte se reduz o Outro real. Figura-limite a responder à pergunta sobre a existência.

Quanto à segunda citação, que na verdade antecede temporalmente a que acabamos de ler já que é de 1953 em "Função e campo da palavra e da linguagem", Lacan, falando do objeto do desejo na histeria e na obsessão, anuncia:

> A histérica cativa esse objeto numa intriga requintada e seu ego está no terceiro por cujo intermédio o sujeito goza com o objeto em que sua questão se encarna. O obsessivo arrasta para a jaula do seu narcisismo os objetos em que sua questão se repercute no álibi multiplicado de figuras mortais, e, domando-lhes as acrobacias, dirige sua ambígua homenagem ao camarote em que ele mesmo tem o seu lugar, o do mestre/senhor que não se pode ver. *Trahit sua quemque voluptas*; um se identifica com o espetáculo, o outro dá a ver. Quanto ao primeiro sujeito, para quem o termo *acting out* assume seu sentido literal, vocês têm que fazê-lo reconhecer onde se situa sua ação, uma vez que ele atua fora de si mesmo. Quanto ao outro, vocês têm que se fazer reconhecer no espectador, invisível do palco, a quem o une a mediação da morte.

Estas citações estimulam múltiplas interpretações. Elas já nos chamam a atenção na medida em que Lacan utiliza a referência do espetáculo para considerar o obsessivo, quando normalmente associamos o teatro ao dito histrionismo histérico. Há entre essas duas citações alguns elementos em comum: a cada vez, há uma jaula sobre um palco, diante de um espectador. Dentro dela, o sujeito se dedica a exercícios perigosos onde há uma dimensão de desafio à morte, seja como domador de feras, seja como acrobata trapezista. Esses exercícios supõem uma boa dose de mestria, de dominação e de proeza. Entre outras curiosidades, é interessante observar que a referência mitológica é feita não ao "Julgamento de Páris", episódio mais conhecido da estória desse herói, mas sim à passagem da *Ilíada* de Homero, canto III, versos 352 a 358, onde Páris e Menelau protagonizam um duelo durante a guerra de Tróia. Examinaremos no próximo capítulo, e com detalhes, esse episódio mitológico.

Comecemos por procurar o que Lacan diz nos seminários. "A psicanálise e seu ensino" é um texto de fevereiro de 1957 – portanto, o ano do Seminário 4, *A relação de objeto*. Ora, na segunda lição desse seminário,[1] encontramos uma passagem em que Lacan fala do obsessivo como ator que desempenha seu papel, que assegura um certo número de atos como se estivesse morto, de forma a se colocar ao abrigo da morte. Esse jogo vivo consiste em mostrar que ele é invulnerável. O obsessivo, diz Lacan, exercita um adestramento que condiciona todas as suas abordagens de outrem, uma espécie de exibição com o pequeno outro que não passa de seu *alter ego*, o duplo dele mesmo, e isso diante de um Outro que assiste ao espetáculo no qual ele próprio nada mais é que um espectador. O sujeito, entretanto, não sabe que lugar ele ocupa, e isso é o que há de inconsciente nele. O que ele faz, faz com fins de álibi, mas disso ele se dá conta, e ele sabendo também que o jogo não é jogado ali onde ele está. É "um jogo ilusório, um jogo de retorção agressiva, um jogo de trapaça, que consiste em chegar o mais perto possível da morte ficando ao mesmo tempo fora do alcance de todos os golpes, porque o sujeito, de certa forma, matou antecipadamente o desejo em si mesmo; se assim podemos dizer, ele o mortificou."[2] Lacan acrescenta que o sujeito tenta demonstrar alguma coisa a esse Outro espectador que ele é sem o saber. À medida que a transferência avança, o sujeito põe o analista no lugar do espectador.

Vemos claramente que Lacan faz aqui referência aos mesmos fenômenos clínicos que menciona no texto dos *Escritos*. Tivemos a esperança de encontrar o eventual caso clínico que Lacan teria tomado por base de sua metáfora. Efetivamente, pouco depois, na mesma lição do Seminário 4, Lacan se refere a um caso de Bouvet. Ele só indica o título do artigo de forma alusiva e não faz ao autor a honra de citar seu nome – mas reconhecemos sem a menor dúvida o texto "La clinique psychanalytique: La relation d'objet",[3] pois Lacan cita duas frases que se encontram nesse artigo.[4] Lacan critica a maneira pela qual Bouvet entra no jogo imaginário de seu paciente obsessivo e insiste em fazê-lo reconhecer sua agressividade, situando assim o analista na relação dual, quando na verdade em termos de "agressividade" o paciente nada mais fizera do que se queixar de um leve aborrecimento provocado pela rigidez da técnica. Lacan, ao contrário de Bouvet, diz que a ironia é sobretudo uma forma de questão, mais do que uma reação agressiva.

Entretanto, ficamos decepcionados em nossa esperança: esse caso clínico de Bouvet, cujo relato é bem curto, não nos traz verdadeiramente o modelo desta metáfora teatral das feras, mesmo contendo outros elementos interessantes que poderiam figurar em nosso comentário: trata-se de um obsessivo que acreditava a cada instante ver hóstias sob seus passos e temia pisoteá-las.

No Seminário 5 encontramos igualmente referência aos mesmos fenômenos. Lacan nessa passagem fala da proeza do obsessivo. Para que haja proeza, é preciso ser pelo menos três, diz Lacan: o sujeito, o adversário, e alguém que serve de testemunha, que diria, "ele realmente mereceu", que daria ao obsessivo a sua coroaçãozinha. Na proeza, domesticamos uma angústia fundamental, mas o risco corrido pelo obsessivo é sempre mantido em limites muito rigorosos. Algo na proeza "permanece irremediavelmente fictício, em razão de que a morte, ou seja, o lugar onde fica o verdadeiro perigo, não reside no adversário que ele dá a impressão de desafiar, mas num lugar completamente diferente. Está, justamente, do lado da testemunha invisível, do Outro que está ali como espectador".[5] Algo se articula aí em termos de significante – o lugar onde se registra a façanha, onde se inscreve sua história, diz Lacan, e esse ponto tem que ser sustentado a qualquer preço. Essa passagem, entretanto, não nos leva muito longe, pois nela Lacan nada acrescenta que não tenha sido dito no seu escrito de fevereiro de 1957. Tentemos, então, interpretar essa metáfora por outros meios.

Volto então às citações de Lacan para expor cada uma das leituras que elas nos estimulam. Naquela que é a nossa **Leitura número 1**, seria o caso de notar que no contexto teórico da época, que é aquele da teoria do significante e do esquema L – estamos entre 1953 e 1957 – Lacan dispõe a cena da neurose obsessiva a partir de três termos: o sujeito já morto (a mortificação do desejo, o sujeito que não é mais do que uma sombra), seu parceiro no palco e o espectador deste jogo de aparências. Um quarto termo é adicionado: a morte. O obsessivo aparece nessa montagem enquanto portador de um defeito de gozo. Ele está em cena, mas não identifica o seu lugar, aparece enquanto semblante, e ainda mais, semblante vazio de gozo, que é transferido ao Outro. Trata-se de uma novidade, pois o gozo, antes considerado como inerte, adquire capacidade de deslocamento. A inchação narcísica do sujeito, utilizada como manobra para ultrapassar o *fading*, aparece nestas metáforas enquanto egóica, ligada fundamentalmente ao peso da imagem. Entretanto, abordar o gozo pela via do esquema L parece insuficiente. Em breve, vamos introduzir o conceito de falo para dar conta dessa insuficiência. Por enquanto continuemos com outras possibilidades de leitura, muitas das quais vão falar de um certo desdobramento.

Em nossa **Leitura 2**, diremos que se falamos da alienação narcísica da histérica, é preciso saber que o obsessivo também apresenta uma alienação. Tudo se passa como se fosse um outro que desejasse por ele. O obsessivo é um ator espectador dele mesmo: trata-se aí de uma alienação totalmente obsessiva. Há aqui um desdobramento entre o sujeito e seu eu. Diríamos que a histérica desempenha *um* papel (ela se identifica com o espetáculo, diz Lacan), ao passo que no teatro do obsessivo o que se passa é um desdobramento imaginário: ele bate no outro sem se aperceber que bate em si mesmo, à maneira do Amphytrion de Molière. É precisamente por isso que sua esperteza fracassa, com o perigo da morte recair sobre ele.

Na **Leitura 3**, notemos que o obsessivo se presta mais ao papel de personagem do que à posição de autor, porque ele é prisioneiro de sua fantasia. O neurótico é um ator, sua relação com o *alter ego* é mediatizada pelo Outro, tanto como lei quanto como linguagem, que precede logicamente a relação do sujeito com o objeto. Assim, o obsessivo só pode aproximar-se de seus objetos como ator. Mas ele aspira a se tornar o autor, fazer parte da Corte dos Grandes. Esse exercício com as feras seria assim uma tentativa de ser os dois ao mesmo tempo, ator e autor. Mas é aí que intervém, nessa posição de ator, mais uma modalidade de desdobramento: aquela que se verifica entre o ator e o espectador.

Como **Leitura 4**, tomemos desta vez o Seminário 8 como referência, lá onde Lacan fala daquilo que caracteriza a demanda no que chamamos de estágio anal. Lacan lembra a oferta de excrementos que a criança faz à mãe, à guisa de presente. É assim que ele se exprime a propósito da oblatividade do obsessivo: "*Tudo para o outro*, diz o obsessivo, e é isso mesmo o que ele faz, pois, estando na perpétua vertigem da destruição do outro, ele nunca faz o bastante para que o outro se mantenha na existência. "[6]

É exatamente o que se passa durante o dito estágio anal: o sujeito só satisfaz sua necessidade para a satisfação de um outro, aquele que lhe pede esse dote. A margem do lugar que resta ao sujeito, dito de outra forma o desejo, é simbolizada por isso que é arrastado na situação. O desejo, diz Lacan, "literalmente vai descarga abaixo". Além do mais, isso também fala de um desdobramento. O outro para o obsessivo se escreve ao mesmo tempo com um pequeno *a*, objeto a ser domado, e um grande A, o mestre absoluto. "Só satisfazer sua necessidade para a satisfação de um outro" – eis o que torna a estrutura obsessiva própria a ser representada por uma metáfora teatral.

Em seguida, no mesmo seminário, Lacan fala da pulsão sádica, tão freqüentemente conjugada ao termo anal, para dizer que o sexual só pode entrar aí de forma violenta. Isso já se vê no estágio precedente, freqüentemente qualificado de sádico-oral. A fantasia de assimilação devoradora está situado na margem do desejo, a nos relembrar a "goela aberta da vida" – as feras. No estágio anal, há um reflexo dessa fantasia:

o outro é por assim dizer submetido à espera de uma ameaça suspensa, de um ataque virtual fundado sobre as teorias sexuais infantis, notadamente a teoria sádica. Então, todo o espetáculo se desenrola para o benefício do outro, mas é uma "homenagem ambígua", e bem no fundo dele mesmo, o obsessivo gostaria mais de poder agredir esse outro. O espectador é, entretanto, inacessível, invisível da cena, e além do mais, na medida em que vai recuperar a função da Morte, grande A, o obsessivo não pode mais agredi-lo. Então, enquanto espera, ele confirma o desdobramento e agride com seu chicote os pequenos outros, as feras.

Vamos aproveitar esse salto para o Seminário 8 para fazer o que prometemos, ou seja, a modernização da abordagem dessas metáforas pela introdução do conceito de falo, naquilo que será nossa **Leitura 5**. Notamos que Lacan fala da jaula do narcisismo, para onde o sujeito arrasta seus objetos. Ora, no Seminário 8, encontramos igualmente uma inchação narcísica do eu na neurose obsessiva, assim como toda uma série de objetos que encontram um lugar na própria fórmula da fantasia obsessiva. Com uma diferença fundamental: o "inchaço" (a fábula da rã e do boi) é aí uma conseqüência da identificação fálica, e a série de objetos assume aí igualmente um valor fálico. Ora, na metáfora das feras, onde está o falo?

Lacan diz que os objetos são *arrastados* para a jaula; então eles não se dirigem para lá voluntariamente. Nesse nível, as "feras do real" são objetos cuja participação é obtida às expensas delas, malgrado elas. Conhecemos as relações ambíguas que o obsessivo estabelece com seus objetos, onde intervêm freqüentemente tentativas de dominação e mestria, tingidas de certa crueldade. Isso lembra muito a montagem de uma cena perversa, onde o sujeito obtém, a golpes de chicote, a mestria de seus parceiros não complacentes. O domador de feras tem igualmente um chicote, significante fálico cujo poder é transmitido ao sujeito. Eis aí um primeiro referenciamento da fantasia na cena. Continuemos.

Sabemos que na fórmula da fantasia obsessiva proposta no Seminário 8, o falo empresta seu valor à série de objetos do obsessivo, mas trata-se de um falo degradado, *phi* minúsculo A seguinte citação, na nossa opinião, esclarece e complementa a metáfora das feras, daí termos falado de um conjunto de três citações:

> Golpear o falo no Outro para curar a castração simbólica, golpeá-lo no plano imaginário, é a via escolhida pelo obsessivo para tentar abolir a dificuldade que eu designo sob o nome de parasitismo do significante no sujeito, e restituir ao desejo sua primazia, ao preço de uma degradação do Outro, que o faz essencialmente função de elisão imaginária do falo.[7]

Vejamos então como ler esta metáfora. As feras, com o que lhes é próprio, ou seja, a ferocidade, encarnam o valor fálico dos objetos. Trata-se para o obsessivo de munir-se igualmente de um falo, o chicote, para agredir estes objetos falicizados, em um combate imaginário. Ora, o que faz um domador? Diante das goelas abertas das feras, expressão do mais devorante desejo, as chicotadas fazem com que essas goelas se fechem. As feras tornam-se prisioneiras de um enquadramento bem definido: as acrobacias que se espera delas. Elas não rugem mais, calam-se e ficam tranqüilas, com todo o desejo bem morto. Assim como os planetas sem boca dos quais fala Lacan no Seminário 2,[8] reduzidos à lei da gravitação universal, e portanto destituídos de todo e qualquer desejo, as feras são igualmente reduzidas às evoluções na jaula: formar pirâmides e saltar através de anéis em chamas. Estas feras abrutalhadas representam a degradação do falo.[9]

Assim, vemos que essa leitura de nossa metáfora a partir do esquema L, e essa a que acrescentamos o falo, não são incompatíveis, ao contrário, são inclusive complementares. A modernização da abordagem lacaniana da neurose obsessiva não anula este fato clínico: para o sujeito obsessivo, a relação com a morte domina uma boa parte de sua estratégia.

Na **Leitura 6** perceberemos que essa metáfora é a montagem de uma cena, em que o grande Outro será degradado em pequeno outro, de modo a dar ao sujeito a ilusão de desafiar a morte. Nessa degradação, as feras funcionam como parceiros complacentes. É intrigante ver Lacan falando do obsessivo como aquele que desafia a morte. Ora, dentro da dialética hegeliana do senhor e do escravo, relida por Lacan, o obsessivo não seria justamente aquele que recusa o combate, por medo de se defrontar com a morte? Sim, mas aqui trata-se de um álibi. É uma construção fantasística que está no lugar dessa recusa do combate. Vejam o que diz Lacan: "que só se trate, entretanto, de mostrar suas provas." O álibi consiste em deixar no palco apenas a sombra do sujeito, que vai refugiar-se em outro lugar. Mas a este sujeito que se faz sombra, projeção imaginária por excelência, resta pelo menos a possibilidade de se deleitar com a ilusão. Porém a morte, senhor absoluto, resiste e assinala que a montagem é apenas semblante. É o que a figura do espectador representa. O obsessivo procura reduzir o grande Outro ao pequeno outro da platéia, tentando com isso provar a si mesmo o fato de estar bem vivo, mais vivo inclusive do que o espectador, grudado em sua cadeira. Mas o espectador é invisível quando olhado a partir do palco: é aí que a montagem rateia! Diante de si, o obsessivo não tem mais a imagem do outro – *i(a)* – para tomar como ponto de referência. Ele fica confrontado ao vazio, à zona de sombra da platéia, de onde só recebe um olhar invisível, que vem do escuro. É bem inquietante esta presença real, fria e implacável, que exige que o espetáculo continue para seu próprio gozo. O obsessivo, que tinha começado na proeza e na mestria, não pode mais parar, a coisa se transforma em trabalho forçado. Ele havia relegado o pequeno outro à platéia, na esperança de fazer dele uma isca para a morte. O outro pereceria no escuro, enquanto permaneceria comodamente no palco, sob a luz dos holofotes, esperando os aplausos do reconhecimento.

Eis aí a nossa proposta de uma leitura possível para a demanda de reconhecimento tão freqüente no sujeito obsessivo. Ao contrário do que sucede com aqueles que só são considerados dignos de elogios quando se tornam personagens de discursos fúnebres, o reconhecimento em vida, para estes sujeitos, é uma garantia do fato de existir, uma forma de apaziguar, por algum tempo, a questão fundamental do obsessivo, a questão sobre a existência. Ser reconhecido é uma forma de enganar a morte. Faz parte dessa estratégia a condenação de um outro para morrer em lugar do sujeito.

Aliás, esse outro desdobrado que se deixa morrer é o próprio sujeito desejante: matando-o, é o desejo que morre, para preservar a vida do sujeito. Mas a partir do moment em que o outro desaparece no escuro, a segurança do sujeito desaparece também. Não tendo mais o outro especular como presa, resta à morte voltar-se para o próprio sujeito – é assim que ela vem a assumir por sua vez o papel do espectador. O domador vê-se, assim, numa posição bem incômoda. Basta que baixe os braços, que deixe cair o chicote, para que as feras o destrocem. Sua única saída, como já dissemos, é brandir o chicote, se agarrar à identificação fálica, prosseguindo sem parar seu trabalho de Sísifo. Lacan exprime perfeitamente o impasse do sujeito, assinalando que a esperteza lhe escapa, o que equivaleria a dizer: ao querer enganar a morte, foi golpeado aquele que pensava ser o golpista... A demanda de reconhecimento como forma de enganar a morte, tem um correlato cruel: faz com que o sujeito continue sempre a trabalhar para o Outro. Ele é obrigado a continuar o espetáculo, a fazer gozar o Outro absoluto que o fixa para sempre, como se estivesse à espera do juízo final, "figura-limite a responder à questão sobre a existência".

O drama do obsessivo é justamente aquele de arrastar vida afora essa questão sobre a existência, à qual só se pode responder no juízo final, já que existir, é não estar morto. Entretanto, isso deixa a questão aberta, pois só os mortos podem responder sobre o mistério da vida. É freqüente que os vivos – desde que acreditem poder se endereçar aos mortos aos mortos de uma forma ou de outra, por exemplo, nos ritos do espiritismo –, procurem saber em que consiste essa passagem da fronteira entre a vida e a morte, e conhecer o que pode lhes acontecer além dessa fronteira.

Essas duas últimas leituras, as de número 5 e 6, são as nossas leituras principais, aquelas que trazem a chave para o comentário de um caso clínico de Ernest Jones, que faremos em breve. Mas antes de passar ao caso, vamos prosseguir com mais seis possibilidades. A **Leitura**

7 vai fazer intervir a estratégia do obsessivo diante da falta de resposta, no Outro, à questão sobre a existência. Esse referenciamento no Outro é importante para o obsessivo. Na medida em que o Outro é tão barrado quanto o sujeito, e portanto não pode responder, o sujeito fica na falta-a-ser. Assim, no lugar do Outro, o que o sujeito encontra é a verdade de seu ser, verdade que ele não pode confrontar sem experimentar o horror. Sua estratégia é interpor o pequeno outro entre ele e o grande Outro, de forma a apagar esse lugar do Outro, apagar a verdade da falta-a-ser, negar a divisão subjetiva. A mestria à qual ele aspira na proeza serve para garantir um ideal que possa protegê-lo da verdade de seu ser. O pequeno outro é utilizado para reforçar o eu do sujeito.

Ora, mais tardiamente, o objeto *a*, na teoria lacaniana, responde à exigência disso que o sujeito pode reencontrar, pode ter como complemento de ser. O que chamamos objeto *a*, é isso que nesse desastre do sujeito – a falta-a-ser – parece dar suporte ao ser. Arrisquemos esta questão: o obsessivo arrastaria seus objetos para dentro da jaula para se contrapor à falta-a-ser? Seria essa para Lacan uma forma de falar disso numa época em que ele não dispunha do objeto *a*?

Seja como for, na passagem de 1953, trata-se de um tipo de compensação da falta-a-ser, em um modo de gozo particular do próprio sujeito, o que é expresso pela citação latina *Trahit sua quemque voluptas*, máxima emprestada de Virgílio (*Éclogas* II, 65), para a qual uma das traduções possíveis seria "cada um tem seu gosto," ou seja, todos os gostos existem na natureza e cada um obtém seu prazer onde pode. Não é exatamente o que diz Lacan através de Virgílio, mas parece-nos que o termo *voluptas* compreende certamente uma dimensão de gozo, daquilo que dá ao sujeito certa satisfação. Na passagem de 1957, ao contrário, o sujeito está privado do gozo que é transferido ao Outro – Lacan escreve aqui o outro com um *a* minúsculo, mas segundo a leitura que fazemos (e que é confirmada por formulações similares já citadas no Seminário 5), pensamos que é possível ler aqui o Outro do gozo.

Essa satisfação, então, seria ligada ao êxito de uma certa estratégia – e é aí que intervêm as "feras do real". Falamos da "presença real" do *phi maiúsculo* e de suas relações com o gozo. Evocamos, a esse respeito, a estratégia de uma paciente obsessiva de Bouvet que tinha fantasias de pisotear o falo do Cristo como tentativa de reduzir e de quebrar essa presença real, de quebrá-la no mecanismo do desejo, para conjurar a ameaça que ela representa. Dominar as "feras do real" nos parece poder ser compreendido no mesmo sentido. Trata-se para o obsessivo justamente de alcançar a mestria desse real do sexo sob a forma do significante imaginarizado do falo, *phi minúsculo*, de forma a fazer dele toda uma série de objetos domados (isto é, submetidos ao significante) cuja função seria a de preencher todos os intervalos significantes. É bem na medida em que o *phi maiúsculo* coloca um problema para o obsessivo, que ele tenta reconstruí-lo de um outro modo, confrontando-se com estas "feras do real".

A **Leitura 8** é simples: diz apenas que as grades da jaula fazem igualmente parte da estratégia do obsessivo, que se organiza sempre para ficar ao abrigo do desejo do Outro. O sujeito tenta interpor assim as grades entre ele e o Outro, o que lhe oferece a possibilidade de se dar em espetáculo, em um semblante de gozo.

À guisa de **Leitura 9**, podemos também dizer que as "feras do real" funcionam igualmente como a morte desdobrada e multiplicada. A morte é assim dividida em cada uma daquelas feras perigosas. Está mais ao alcance do sujeito, é passível de ser dominada numa relação imaginária, golpe a golpe. Seria a tática de dividir a morte para melhor realizar a tarefa de enganá-la. Trata-se de fazer funcionar o significante absoluto de enganar a morte através desse exercício de mortificação, onde o significante fálico vai marcar o real através desses golpes de chicote: isso porque o *phi maiúsculo* é justamente a parte significantizada do gozo que suporta a realidade. O exercício que o obsessivo tenta desenvolver na jaula dos leões consiste em transformar esse real insuportável em simples realidade: um espetáculo sobre a cena (trata-se mesmo de uma cena esférica, se nos lembramos da jaula dos domadores de circo).

Vejamos onde essa estratégia fracassa: o real não se presta à essa estratégia da esfera. Lacan diz em "La troisième": "Do imaginário, do simbólico e do real, pode haver um dos três, certamente o real, que se caracteriza justamente ... por não fazer todo, isto é, por não se fechar num laço (*se boucler*)."[10] Os laços e voltas dos exercícios de trapézio e de domadores não são suficientes para suprimir este real, que recai sempre sobre o sujeito. A queda do trapézio fica sempre possível, lá onde a estratégia do obsessivo encontra seu limite.

Para a **Leitura 10** dessa metáfora tão rica, vamos nos apoiar no Seminário 11, lá onde trata-se da concepção lacaniana da pulsão (p.168-9 e 184-5). Há um tempo lógico da pulsão: ela parte da atividade até a passividade para chegar enfim à forma gramatical reflexiva. É esta a essência do trajeto pulsional: o sujeito *se* faz objeto para o Outro. É a realização desse trajeto que determina o sujeito, pondo fim à indeterminação subjetiva. É a pulsão que faz existir o sujeito no nível do Outro: é preciso deduzir, do trajeto da pulsão, a relação do sujeito com o Outro.

É o terceiro tempo da pulsão que vai tornar-se a pulsão lacaniana, cujo critério não é uma paixão qualquer do sujeito. A pulsão não é uma relação do sujeito com os objetos que ele ama, mas traduz uma posição do sujeito diante do Outro, posição esta que diz respeito ao lugar que ele ocupa no desejo do Outro enquanto objeto. Assim, a pulsão para Lacan se realiza neste tempo reflexivo: se fazer comer, se fazer defecar. Isto determina uma das diferenças fundamentais entre Freud e Lacan: para o primeiro, há uma lógica que é aquela do direito e do avesso, que dá aos pós-freudianos um modelo de interpretação no estilo da "voracidade" do sujeito, das tentativas de incorporar o objeto etc. Em Lacan, essa relação é muito mais opaca para o sujeito: é ele que se faz comer.

Eis aqui então em que consiste essa Leitura 10: se a questão para o obsessivo é justamente a da existência, ele entra na jaula dos leões para tentar desempenhar o trajeto da pulsão e sair da indeterminação subjetiva. Nesse desempenho ele arrisca justamente de se fazer, na jaula, comer pelas feras, tornando-se assim um resíduo, um resto, um objeto diante do Outro na platéia que goza do espetáculo.

Essa noção do sujeito enquanto instrumento do gozo do Outro introduz a penúltima de nossas tentativas de abordar essas passagens de Lacan, que chamaremos de **Leitura 11** e que é aquela que já desvelamos ao falar da cena perversa. Ora, o perverso é aquele que se coloca na posição de objeto em relação ao Outro, de tal sorte que é o gozo do Outro que é interessado, através do seu. O neurótico, ao contrário, se delicia em imaginar-se perverso, através de uma fantasia perversa. A diferença é que, mesmo quando acontece de ele realmente passar ao ato, ele não se reconhece nesse ato, que lhe provoca um gozo estrangeiro. Esse ato o divide e produz angústia. O verdadeiro perverso visa dividir o Outro mas não é angustiado pela sua própria divisão.

A cena das feras pode ser dita uma montagem masoquista? É preciso que o chicote, "fetiche negro", não nos engane. A posição do sujeito aí não é verdadeiramente aquela do sádico, pois o Outro que goza é o espectador, não as feras, e o resultado deste exercício para o sujeito equivale ao do suplício de um trabalho forçado. Se há alguém que é flagelado, é o próprio sujeito, mais do que as feras. É ele quem se põe em posição de se fazer devorar. A função de petrificação desse fetiche negro representado pelo chicote, só entra em cena na medida em que o desejo do sujeito permanece pregado ao solo. O sujeito fica dividido por esse chicote que não pode cair: ele está preso em uma armadilha.

Lacan diz no Seminário 17 (p.63) que o masoquismo é a única posição astuciosa e prática, quando se trata do gozo. Isso põe em questão a simulação masoquista, o semblante masoquista, que consiste em instalar mais além do princípio do prazer um Outro animado de uma vontade de gozo. Este semblante montado pelo sujeito é prático, porque faz como se o gozo do Outro se fizesse presente.

Ora, o obsessivo não entra de verdade na jaula dos leões; o verdadeiro combate com a morte, ele o recusou. Justamente, se ele dá mostras de traços de perversão, ele não é um perverso: guarda esta montagem para a cena da fantasia, não a realiza, ou mesmo, se o faz, é para cair na angústia que lhe vem dessa presença invisível do Outro –

um Outro que o obsessivo entende como sempre pronto a julgá-lo, a desencadear o Juízo Final. A inibição que vem daí acopla-se bem à passagem ao ato perversa. Isso é bastante característico do obsessivo: é um sujeito inibido, mas capaz de uma passagem ao ato perversa.

Enfim, nossa última abordagem, a **Leitura 12**, é aquela na qual poderemos ler esta cena sob o modo da fantasia "bate-se numa criança", como "feras são domadas a golpes de chicote0". O sujeito se identifica com o domador, mas na frase escondida da fantasia do obsessivo, é ele quem é domado, é ele quem se faz pequenino diante do gozo do Outro. Tentando enganar a morte, o obsessivo é enganado, cai na armadilha de sua própria estratégia. A verdadeira fera do real, aqui, é o rato que devora o sujeito.

Ilustrações clínicas

Meditando sobre essas passagens do ensino de Lacan, pensamos que elas refletem tão bem alguns elementos da estrutura obsessiva que deveriam servir para a nossa compreensão dos casos clínicos. Deveria ser possível localizar, na literatura psicanalítica, casos nos quais poderíamos encontrar a tradução clínica dessas metáforas.

Sublinhamos que a própria cena em que o Homem dos Ratos contempla seu pênis diante do espelho não deixa de nos lembrar nossa metáfora teatral. Com efeito, o sujeito está em uma posição de desafio ao Outro, ele se prepara para a masturbação, para o exercício do gozo fálico que estava proibido pelo pai imaginário. Nessa proeza de desafiar o pai, ele procura a prova de estar vivo. Entretanto, ele não se esquece da possibilidade de que a morte esteja escondida por detrás da porta, espectador invisível que pode fazer irrupção e confirmar a proibição do gozo: ele chega mesmo a abrir a porta para ela...

Em Anna Freud, encontramos algumas passagens curiosas em seu livro *O ego e os mecanismos de defesa*.[11] Ela está justamente nos falando de crianças que se dedicam "de forma compulsiva e obsedante" a "defesas para negar a realidade". É assim que ela nos conta a história de um menino de 7 anos que nutria a fantasia de possuir um leão domesticado. A criança imagina uma situação onde ele vai a um baile de fantasias e declara a todos que o leão que a acompanha é um amigo fantasiado. Ela se deleita então com a idéia do pavor que tomaria conta de todos se viessem a descobrir o seu segredo, ao mesmo tempo em que pensa que o medo deles seria infundado pois o leão é inofensivo.

Um outro menino de 10 anos apresenta um devaneio diurno no qual ele é o domador de vários animais ferozes e proprietário de um imenso circo. Ao longo do espetáculo, um bandido escondido em meio ao público atira no menino com uma pistola. Logo as feras se precipitam para pegar o bandido, que elas arrastam para o antro delas, onde ele é obrigado a permanecer por três anos, sofrendo toda sorte de sevícias, particularmente a de ser chicoteado por uma manada de elefantes, que lhe batem com as próprias trombas.

Anna Freud evoca em seguida um conto popular que fala de um caçador injustamente despedido por um rei mau. Ele erra através dos campos e encontra animais selvagens, que, com medo de serem abatidos por ele, lhe oferecem a cada vez dois filhotes. À frente de um imenso exército de jovens animais, o caçador volta para a capital para ameaçar o rei. Este, terrificado, reconhece ter agido mal e lhe dá a metade do reino e a mão de sua filha.

Anna Freud interpreta todas estas fantasias como a expressão da luta entre os filhos e os pais, onde a reviravolta total da realidade provoca o prazer da criança, tornado o mestre da potência paterna. É bem possível – mas essas fantasias nos evocam igualmente a estratégia do obsessivo na sua jaula, sobretudo no que concerne à fantasia diurna da segunda criança, em que o Outro que o ameaça de morte está justamente escondido entre os espectadores. Essas fantasias diurnas, destinadas a dominar a angústia, figuram a estratégia do sujeito como bem-sucedida: as proezas do domador chegam efetivamente a levar a melhor sobre as feras, que, parceiras submissas e cúmplices, o ajudam a triunfar sobre o Outro.

Podemos imaginar que as mesmas situações importadas para um sonho, e não para um devaneio diurno tranqüilizadortêm mais chances de provocar a angústia do que de eliminá-la. É aliás o que pudemos encontrar em um material clínico bem mais interessante do que aquele encontrado em Anna Freud, e que corresponde bem melhor ao que procurávamos, em termos de uma ilustração de nossa metáfora das feras. Acreditamos que fomos felizes em nossa busca, ao ler um relato clínico de Ernest Jones, publicado em 1925, sob o título de *Estudo analítico de um caso de neurose obsessiva*. O que logo chamou nossa atenção para este caso, foram as fantasias diurnas do paciente, que ganham significado em uma certa relação com a morte, retomada nos sintomas. Eis a descrição que Jones faz destas fantasias:

> Durante toda a sua vida, ele deu provas de uma imaginação que não tinha limites e que fazia um contraste trágico com a

impotência da qual estava acometido na vida real. Ele via-se, em imaginação, nas situações mais patéticas, desempenhando o papel principal nos grandes negócios do Estado, manipulando as multidões e levando-as a grandes proezas, arriscando a sua vida para prevenir catástrofes ferroviárias etc., etc. A maior parte dessas fantasias era de um caráter nitidamente exibicionista: assim é que ele seduzia as multidões pela sua admirável eloqüência ou enlevava uma platéia tocando violino; mais freqüentemente, tratava-se de um instrumento de sopro, flauta ou chifre, que ele tocava de uma maneira que ultrapassava tudo o que se havia escutado até então; ou então, representando sobre o palco, ele levava ao delírio seu público entusiasta, etc. O caráter consolador e compensador destas fantasias era suficientemente evidente para que não haja necessidade de insistir nele. As fantasias inconscientes eram, como sempre, ainda mais extravagantes: ele era o rei da Inglaterra, o presidente dos Estados Unidos, o próprio Cristo.

Notamos os mesmos conteúdos das metáforas acima mencionadas: o sujeito dá-se em espetáculo, arrisca sua vida, realiza proezas, identifica-se ao Outro onipotente. Esses exercícios revestem-se igualmente das características de proezas fálicas: quando criança, o paciente brincava sempre com seus colegas, promovendo concursos para ver quem conseguia lançar mais alto o seu jato de urina. Vejamos, entretanto, o que é que desaba sobre este paciente, em relação à morte.

Jones descreve o recrudescimento dos sintomas obsessivos

desse sujeito: com a idade de 28 anos, ele ficou, durante um mês, obcecado pela idéia de que sua mãe tinha cometido um assassinato. A mesma obsessão voltou quatro anos mais tarde e durou três ou quatro meses. Ainda quatro anos depois, quando estava com 36 anos, tornou-se obcecado pela idéia de ser diabético. O distúrbio que o levou a consultar Jones manifestou-se aos 45 anos: ele tinha a obsessão de que o corpo de sua filhinha, morta fazia pouco, tinha sido roubado da sepultura. Na mesma noite do enterro, foi sacudido pela idéia de que alguém tinha subtraído o cadáver para cortá-lo em pedaços. Seis meses após a morte da criança, ele acreditou ter visto o rosto da garotinha na traseira de um caminhão carregado de panos velhos. A partir desse incidente, todo caminhão lhe parecia suspeito, e a idéia obsessiva generalizou-se rapidamente: ele pensava ver o cadáver em todo tipo de dejeto, pacotes de jornais, montes de gravetos etc. Sentia-se compelido a examinar a todo momento, os objetos suspeitos que caíam ao alcance de seus olhos, até que sair à rua tornou-se insuportável para ele. Fechado em casa, ocupava-se em passar em revista, em sua imaginação, os diferentes objetos que tinha visto quando de seu último passeio. Logo se pôs a olhar pela janela, a examinar os objetos que percebia: um jornal carregado pelo vento, pacotes depositados diante das portas, etc. Tendo sua mulher velado as vidraças para impedi-lo de olhar, ele começou a acreditar que via o rosto temido através dos buracos das fechaduras, das fendas, dos muros.

O autor nos relata, em seguida, a infância do paciente, e ficamos sabendo que perdeu o pai aos 5 anos e que tinha ciúmes de seu irmão quatro anos mais moço, considerado o predileto de sua mãe. Paradoxalmente, o paciente experimentava o temor de que sua mãe, num acesso de cólera, matasse o irmãozinho. Jones faz a hipótese de uma projeção sobre a mãe de seu próprio desejo de matar o irmão, e sugere também que o paciente havia formulado a idéia de que a mãe tinha matado o pai para contentá-lo.

Segue-se todo um desenvolvimento sobre crianças cortadas em pedaços pelos médicos e barbeiros, e sonhos de angústia, particularmente um sonho de repetição no qual ele via a potência divina manifestar-se por trovoadas e tempestades, durante as quais o vento era tão violento que fazia saltar a porta de trás da casa. Chegamos então ao desencadeamento da primeira idéia obsessiva, aquela da mãe assassina: ele teve pela primeira vez esta idéia, contemplando, apoiada na porta da cozinha, uma machadinha que sua mãe tinha usado para desmembrar um vitelo. Esse crime temido tomou a forma precisa do assassinato de um jovem ser: quando ele lia no jornal o relato de um crime desse tipo, perguntava-se com pavor se a mãe não teria sido a autora.

É particularmente interessante notar que suas duas crises de obsessão de assassinatos dissiparam-se quando do retorno de seu irmão à casa, assegurando-lhe que tudo estava bem; ou seja, que ele estava vivo e não tinha sido assassinado. Algumas páginas adiante, ficamos sabendo que, no fundo, o que o paciente temia era sua própria morte, a partir de mínimos sinais de alerta, como fica explicitado pela obsessão do diabetes. Jones não faz a ligação entre este fato e aquele que comentamos no parágrafo precedente.

Passemos por cima das explicações de Jones, algumas atraentes, outras não, para propor nossa própria leitura do caso, que nos interessou na medida em que põe em jogo uma certa estratégia do sujeito diante da demanda do Outro.

Essa mãe, percebida como sendo por demasiado potente, a ponto mesmo de aniquilar o pai, faz figura de um Outro que pede a castração do sujeito – poderíamos prevalecer-nos aqui da famosa passagem de "Subversão do sujeito" onde Lacan aborda a questão. Preferimos, entretanto, sublinhar que o sujeito interpõe uma isca entre ele e o Outro, isca representada, no caso, pelo irmãozinho. O apaziguamento da angústia ligado à presença do irmão, mais do que uma expressão do recalque da idéia de matá-lo, como pretende Jones, parece-me poder ser lido de uma maneira diferente. O paciente, na verdade, está é contentíssimo em saber que o Outro terá um objeto diferente no qual cravar os dentes, o que lhe permite estar alhures, esgueirar-se, propondo, em seu lugar, justamente esse irmãozinho, sua imagem especular *i(a)*. Não é a sobrevivência do irmão que o preocupa, mas a sua própria: esse jovem que corre o risco de ser cortado em pedaços não é outro senão o próprio sujeito.

Estar em outro lugar é também se refugiar nas fantasias de potência fálica, destinadas a adquirir mestria sobre o poder do Outro. Assim é que no sonho de angústia, a potência divina, manifestada pelo vento, será transformada, na fantasia diurna, em domínio, pelo sujeito, dos instrumentos de sopro: flauta ou chifre. Infelizmente, o sujeito continua não estando à altura! Em seu sonho, esse vento que escancara a porta de trás da casa é o Outro cruel que rompe todas as barreiras e faz irrupção por trás – imagem que nos evoca o erotismo anal e o suplício temido pelo Homem dos Ratos.

Ora, no caso clínico que estamos examinando, o pequeno outro morreu enfim, e a astúcia do sujeito obsessivo não é mais suficiente para fazer barreira ao Outro, figura mortífera que se confunde com a morte. Assim é que, de uma posição em que está diante de seu público entusiasta, o sujeito vem a confrontar-se com um único e inquietante espectador: a morte, esta morte multiplicada em todos os dejetos, olhar invisível que penetra através dos buracos de fechadura e das fendas, rosto lívido a espreitá-lo para sempre, condenando-o ao gozo incômodo de um trabalho estafante, aquele de contar e de passar em revista cada dejeto que encontra. A contabilidade dessa série infinita de objetos, pedaços cortados de um cadáver de criança, torna-se para o sujeito seu instrumento último de gozo, o derradeiro a cobrir sua própria castração, a fazê-lo esquecer-se de que este cadáver despedaçado, este morto-vivo, não é outro senão ele próprio...

****

Vamos prosseguir a exposição de fragmentos clínicos relacionados com nossa metáfora das feras. Vejamos um curto artigo de Freud (1916), "Um paralelo mitológico com uma obsessão visual",12 que pode ilustra claramente a tentativa do sujeito obsessivo de agredir e degradar o falo no Outro, sob o plano imaginário. A elisão da função fálica é ainda mais radical neste exemplo, chegando mesmo à supressão da imagem do falo. Freud nos relata uma imagem obsessiva de um de seus pacientes: o retrato do pai desse último é representado sob a forma de uma caricatura em que o rosto é desenhado sobre um ventre sem cabeça e sem órgãos genitais. A imagem é associada a uma palavra: Vaterarsch (ânus do pai), evocador do título honorífico de Patriarca (Patriarch).

obsessão do diabetes. Jones não faz a ligação entre este fato e aquele que comentamos no parágrafo precedente.

Guy Clastres, Serge Cottet e outros[13] sublinharam do que se trata neste exemplo: a obscenidade da obsessão consiste no fato de que o sujeito procura agredir o falo imaginário para pôr a nu o objeto inomeável do gozo do pai, suprimindo o gozo fálico ao fazer a caricatura do Nome-do-Pai.

Um caso descrito por Serge Leclaire vai nos servir para ilustrar alguns aspectos do tópico que nos ocupa. Conhecido como aquele do "sonho do unicórnio", foi publicado por Jean Laplanche, primeiro em *Les Temps Modernes* (1961), depois na coletânea *L'inconscient* (*Colloque de Bonneval*).[14] Esse texto foi objeto da crítica de Lacan no que concerne a transformação que um dos autores impôs aí à sua fórmula da metáfora.[15] O que nos importa nesse artigo é o caso clínico, que foi aliás retomado longamente por Leclaire nos capítulos V, VI e VII de seu livro *Psicanalisar*.[16] É nessa publicação que ele desenvolve a questão do significante irredutível *Poordjeli*.[17] Não vamos aqui reproduzir o longo relato deste caso clínico, remetendoo leitor às obras citadas. Vamos simplesmesmente sublinhar o material que nos interessa, e que não é forçosamente aquele que o autor coloca em primeiro plano. Quanto ao resto da descrição clínica, o faremos figurar aqui de forma fortemente resumida, simplesmente para situar esse material.

Trata-se de um fragmento da análise de Philippe, sujeito obsessivo de cerca de 30 anos, que produz um sonho no qual aparece um unicórnio que cruza o seu caminho, e ele então segue os rastros do animal. Outros elementos do sonho evocam, por associação, lembranças infantis: a areia fina de uma praia, os pés nus, o desejo de beber, a figura de Lili, uma parente muito afetuosa que estava com ele na praia.

A idéia da praia, para Philippe, evoca a areia que se insinua por toda parte, nos cabelos, nas orelhas, com o incômodo de não conseguir desembaraçar-se dela: após dias, ele assegura, sempre se encontra um grão espertinho, que, rangendo em silêncio, "engrossa contra a pele". Philippe fica muito angustiado com a idéia de migalha desgarrada sob os lençóis, do cabelo que se incrusta no pescoço, do pedregulho dentro do calçado. Os pés nus trazem a lembrança assim descrita pelo autor:

> Houve um tempo em sua infância em que ele se esforçava, andando freqüentemente com os pés nus, para desenvolver a epiderme da planta do seus pés que ele sonhava tornar tão dura como um chifre, para andar sem sem se machucar sobre os solos mais ingratos, para correr sobre a praia sem medo de farpas escondidas; e sem dúvida ele teve um sucesso parcial nisso, se acreditamos no relato de uma proeza em que ele se vê, sob os olhares admirativos de seus camaradas, desbravando com os pés nus o material desmoronado de um declive glacial. Ele realizava aí ... a fantasia bem obsessiva de manter um corpo protegido pelo envoltório de um couro invulnerável.[18]

O primeiro artigo descreve a mesma lembrança em termos ligeiramente diferentes, mas que serão importantes em nosso comentário: "A planta de seus pés ... realiza uma de suas fantasias, bem tipicamente obsessiva: ter uma pele insensível, quase invulnerável, resistente e 'dura como um chifre' [no original: *comme de la corne*]. Ele se lembrava do prazer que tinha de andar com os pés nus, mais tarde, não somente na areia, mas também no leito das torrentes secas."[19]

Philippe tem uma cicatriz na testa. Ele considera a cicatriz antes de tudo como preenchimento, reparação, sutura, e liga isso à paixão de sua mãe por lhe proteger e lhe preencher – uma mãe que cuidava com atenção de todas as necessidades de seu corpo, sufocando-o ao mesmo tempo. A propósito da cicatriz, Philippe produz um segundo sonho que o analista descreve assim:

> Alguém acaba de escorregar com uma perna só num buraco. Ele está deitado de lado e grita muito alto como se estivesse gravemente ferido. Nós (eu estou lá) nos precipitamos para olhar onde está a ferida; mas nada aparece, nem no joelho nem na perna; achamos somente, no pé, sobre o lado do calcanhar, um arranhão visível em forma de fino crescente vermelho que nem mesmo sangra. Ele teria se ferido num objeto escondido no buraco. Nós o procuramos, pensando num prego enferrujado, mas ele se parece mais com uma foice.[20]

O autor deduz – "adivinhamos", diz ele – que esse relato é uma alusão direta à identidade do castrador desejado – o analista – cujo prenome, Serge, se encontra velado por uma alteração literal na palavra *serpe* (foice). "Podemos dizer de maneira resumida e alusiva que o desejo que anima o sonho é de castração", diz Leclaire.[21] O artigo prossegue detalhando a série de lembranças que desvelam a cadeia metonímica do desejo para Philippe – não é sem interesse, mas passemos: desembocamos na construção "*Lili*-praia- sede-areia-pele-pécorne" que, condensada de maneira que só restem as extremidades, dão a palavra *Li-corne* (unicórnio em francês).[22] O elemento do meio, a areia, é recuperado no sintoma do grão de areia.

O primeiro artigo termina pelo comentário do autor, que considera que o sonho do unicórnio "nos leva ao complexo edipiano, isto é libidinal, do inconsciente de Philippe, o sonho da foice nos abre mais diretamente a via do complexo de castração e da energia própria da pulsão de morte".[23]

A retomada do caso em *Psicanalisar* vai mais longe. O autor nos dá – mais uma vez em uma elaboração interessante, mas muito longa para que possamos reproduzi-la aqui de forma detalhada – uma fórmula jaculatória empregada pelo paciente e que faz função de um nome secreto do sujeito:*Poor(d)j'e-li.* "Essa fórmula serve igualmente para evocar duas lembranças (fantasias?) de domínio muscular de Philippe: ele se vê cair para trás de um terraço sem corrimão, para se encontrar sobre seus pés três metros abaixo, após ter efetuado um tipo de salto perigoso para trás. Ele se vê de forma semelhante cair de uma charrete, mas, com um mesmo movimento natural e rápido, tipo de cambalhota, escapa incólume da ameaça da grande roda de madeira da charrete." O autor acrescenta:

De fato – e é assim que aqui chegamos – a fórmula secreta anunciava, acompanhava ou relembrava, no ponto mais longínquo da recordação, um movimento de júbilo que consistia em se dobrar sobre si mesmo e em se desdobrar, em se comprazer com o resultado obtido e recomeçar; mais simplesmente, uma espécie de salto mortal ou de pirueta, ... "Poord'jeli" – na própria escansão de sua enunciação secreta, saltando em torno do "d'j" central e recaindo sobre o júbilo do "li" – parece ser tanto o modelo quanto a reprodução do movimento da cambalhota." "Com a evocação desse nome secreto," diz Leclaire, "parece que atingimos um termo intransponível: modelo irredutível, desprovido de sentido, aparece verdadeiramente como um desses nós que constituem o inconsciente em sua singularidade." Trata-se da "fantasia inconsciente em seu não-sentido.[24]

Segue-se um longo desenvolvimento no qual se trata do nome próprio do sujeito, do nome do avô paterno e daquele do irmão mais velho do pai (esse tio era o marido de Lili), ambos prematuramente mortos – e de significantes destacados de sua história, como "pobre Philippe", "pobre tesouro", "tesouro querido" (expressões utilizadas pela mãe), "chifre" (*corne*), corpo de Lili, corpo bonito (*corps joli*), etc. Mas o interessante, sublinha o autor, é que a representação "corpo de Lili" (em francês, *corps* pronuncia-se como "cór"), só investe a posteriori a fórmula jaculatória secreta, dando-lhe um sentido, e que a multiplicidade dessas variantes de linguagem contrasta com a imutabilidade inultrapassável do modelo literal "Poordjeli". O autor insiste sobre o caráter solipsista e auto-erótico da fórmula jaculatória secreta, comparada a um "fantasia narcísica de autogeração", em que o sujeito se vê, após esse movimento de cambalhota, "bem plantado" como resultado da operação. Trata-se aí de uma forma para Philippe, "objeto deixado por conta do desejo paterno (...) ao devorante desejo materno" de "contestar o outro enquanto desejante, equivale dizer, de tê-lo por morto," para não ter que recair no abismo do defeito que o faça desejante.[25]

****

Esse relato clínico – sobretudo em sua última formulação – é sem dúvida interessante. O próprio Lacan valoriza as conclusões do autor no Seminário 11, afirmando que ele "ilustrou articularmente bem a transposição da interpretação significativa para o não-senso [no original: *non-sens*] significante."[26] Digamos entre parênteses que se trata de uma passagem na qual Lacan está dizendo que a interpretação não está aberta a todos os sentidos, que ela é uma interpretação significativa, e não deve ser falha – o que não impede que essa significação não seja o essencial. "O que é essencial", diz Lacan, "é que ele [o sujeito] veja, para-além dessa significação, a qual significante – sem sentido, irredutível, traumático – ele é, como sujeito, assujeitado." O elogio de Lacan entretanto provocou esse resultado um pouco anedótico: alguns entenderam que seria preciso procurar a qualquer preço, nos obsessivos, o significante irredutível, sob pena de que a análise não terminasse... Entretanto, o que Lacan afirma não nos parece tão esotérico: trata-se de abordar o caroço da fantasia fundamental (Lacan utiliza mais uma vez a palavra *Kern*), um ponto de real que o significante não consegue mais significar, onde um certo modo de gozo do sujeito é isolado. Acreditamos que não é obrigatório que esse ponto seja recoberto por um significante tal como aquele de Phillipe – isso acontece, mas daí a fazer disso o *nec plus ultra* do fim da análise, há um passo que Lacan, nesta passagem, não parece transpor.

Embora reconhecendo o interesse daquilo que Leclaire nos traz, valorizamos, entretanto, pontos diversos daqueles que foram privilegiados pelo autor, e interpretamos diferentemente certos detalhes – o que já se percebe em nosso resumo da observação, onde destacamos aspectos que não aparecem com o mesmo peso nos dois artigos. Assim é que não seguimos completamente o autor em suas formulações sobre o Édipo e o complexo de castração nos dois sonhos. A castração está, certamente, implicada; mas, acreditamos, em um outro sentido. Preferimos ressaltar nesse relato clínico elementos como a proeza, a degradação do falo no Outro, a tentativa de domínio de um gozo que faz irrupção.

Ora, não há melhor descrição desse gozo do sintoma que invade o corpo do que a idéia da areia que se insinua por toda parte e do incômodo que ela provoca. A estratégia do sujeito para fazer face a isto não tarda a vir à luz: fazer de maneira que sua pele seja *insensível* – bela definição do corpo enquanto deserto de gozo, o que se confirma, para nós, na expressão "andar no leito das torrentes secas". Essas torrentes estão secas: no leito proibido, não há gozo possível senão enquanto estrangeiro e excessivo, esse leito onde a migalha desgarrada está escondida pela dobra de um lençol. Aliás, esse sujeito já foi suficientemente marcado por este excesso de gozo: a satisfação sexual precoce que sua mãe lhe proporcionava. O limite do gozo é obtido pela via do eu forte de um corpo invulnerável, que desafia a morte sobre os declives glaciais, diante do olhar admirativo das testemunhas da proeza.

A planta dos pés "dura como o chifre" nos evoca ainda uma significação: de fato, o sujeito tem o chifre nos pés, ele marcha sobre ele! Isto não deixa de nos relembrar a paciente de Bouvet que pisoteia o falo. O sujeito, em sua proeza, materializa ao mesmo tempo sua identificação fálica e a degradação do falo no Outro. É mais nesse último sentido que interpretamos o sonho da foice – este sonho que no texto de Leclaire ocupa uma posição secundária, mas que nos parece ao menos tão interessante quanto aquele do unicórnio. Leclaire se vê nesse sonho enquanto castrador desejado pelo sujeito, a partir da proximidade da palavra *serpe* com o prenome do analista. É verdade que o laço verbal é sedutor – mas seria realmente este o sentido do sonho? No mínimo, isso evoca a problemática do analista que se coloca como objeto da fantasia do paciente, e também aquela de uma escuta que privilegia freqüentemente significantes que pertecem ao analista mais do que ao paciente: nada nos prova na observação, aliás, que o paciente tenha feito ele próprio esta associação – a expressão "adivinhamos" empregada pelo autor nos faz supor sobretudo o inverso. Mas admitamos o laço verbal – ainda assim, este "desejo de castração que anima o sonho" não fica mais evidente. Valorizamos no texto onírico toda uma série de significantes que apontam numa outra direção: "*como se ele estivesse* gravemente ferido" (ele não o está, na verdade). Onde está a ferida? "*Nada aparece*, ... achamos *somente* ... um *arranhão* ..., um crescente *fino* ... *que nem sequer sangra*. Ele *teria* se machucado .... Procuramos ... um prego *enferrujado*: isso se *parece* mais com uma foice."

O mal que esta foice é capaz de fazer é bem minúsculo: um arranhão de nada, que nem mesmo sangra. Esse instrumento terrível do Outro é apenas um prego enferrujado que parece uma foice.[27] Mais que um desejo de castração, isso parece pôr em cena a degradação, a posta em derrisão do falo no Outro. O analista, ao mesmo tempo, é reduzido a um dejeto, um objeto desprezível. A cicatriz, aliás, postulada pelo autor como traço da castração, é significada diferentemente pelo próprio sujeito: preenchimento, reparação, sutura. O sonho aponta mais para o lado da negação da castração, e nega, no mesmo movimento, a divisão subjetiva.

A cadeia envolvida pelas extremidades LI-CORNE apresenta igualmente a tentativa do obsessivo de preencher todos os intervalos do discurso, de fazer coincidir S1 e S2 de forma a impedir a manifestação disso que Lacan chamou de "presença real" e que nós pusemos em relação com o gozo. Ora, justamente, a areia escapa a esse esmagamento e se manifesta enquanto sintoma carregado de gozo. Isto nos confirma a inscrição da impossibilidade entre S1 e S2 no matema do discurso do mestre.28 Estes dois significantes, de fato, não podem coincidir.

Falando da série metonímica, o primeiro sonho mostra o sujeito que segue as pegadas do unicórnio: objeto falicizado que corre, que foge sempre na dianteira, se desloca, cuja lenda sublinha a dificuldade de sua captura, objeto muito cômodo para garantir a impossibilidade do desejo.

Enfim, falemos da palavra secreta Poordjeli. É verdade que a estratégia do sujeito permanece centrada no desafio à morte e na proeza do domínio muscular que o nome evoca. Mas o desvelamento dessa fórmula no sujeito que parece se aproximar do fim da análise nos deixa entrever a maneira pela qual ele tem acesso a um pedaço de real que se esconde por detrás da opacidade e da fixidez da fantasia. Abordaremos em breve, em nosso capítulo sobre o final da análise e em nossa conclusão, a questão do movimento pulsional e do gozo que se desloca, mas com a condição de voltar sempre para o mesmo lugar. O júbilo trazido por este movimento de cambalhota, sempre recomeçado, nos parece oferecer a ilustração perfeita do que iremos propor a seguir. Por ora, entretanto, daremos como concluída a série de exemplos clínicos, e passaremos aos exemplos mitológicos e literários.

CAPÍTULO 4 - OS EXEMPLOS MITOLÓGICOS E LITERÁRIOS QUE ILUSTRAM A "METÁFORA TEATRAL"

Introdução

Para transmitir a teoria lacaniana, é útil encontrar exemplos clínicos que possam esclarecer os meandros dos impasses imaginários e das linhas simbólicas que presidem a sintomatologia das diversas estruturas clínicas. Para falar das características clínicas da nosologia psicanalítica, há autores que lançam mão não apenas de casos clínicos reais, mas também de exemplos literários e mitológicos. O próprio Lacan justifica esta possibilidade, ao afirmar: "Os problemas vivos que nos colocamos inscrevem-se no registro de um pensamento tradicional."[1] Em nosso esforço de transmissão da teoria lacaniana relativa à neurose obsessiva, pesquisamos a literatura e a mitologia universais para encontrar exemplos que possam ser utilizados para a compreensão dessa entidade clínica. Abordamos neste capítulo obras de Ovídio, Homero, Plauto, Molière, Corneille, Jean Genet, Proust e Fernando Pessoa

Tratando-se do uso de metáforas literárias em suas relações com a neurose obsessiva, poderíamos ter recorreido a Hamlet, o que, de fato, teria permitido que tratássemos de vários elementos da estrutura obsessiva: a questão do falo imaginário, a dúvida, a relação entre a imagem especular i(a) e a atribuição de um valor fálico ao objeto,2 a dialética que opõe de um lado o sujeito dividido e a unidade do objeto, e de outro lado a unidade do sujeito e o desdobramento do objeto, e assim por diante. Por que não retivemos este exemplo? A extensão considerável que um tal comentário deveria ter para apresentar um interesse real nos dissuadiu disso.3 Na medida em que o presente capítulo pretende apontar exemplos mais pontuais e manejáveis, preferimos dirigir nossa escolha para outras obras literárias. Pelas mesmas razões, renunciamos a seguir a pista do ego obsessivo na obra de Joyce, cuja complexidade exigiria recursos de espaço e tempo que não estão à nossa disposição. Preferimos, assim, reler e analisar obras de fundamental importância para a literatura universal como as dos autores acima citados, mas que ainda não têm sido, pelo menos em parte, objeto de estudos psicanalíticos de orientação lacaniana.

É preciso levar em conta algumas advertências. Quando recorremos a materiais outros que não aqueles dos casos clínicos, não pretendemos fazer "psicanálise aplicada", nem dos personagens, nem do autor que os põe em cena. Visamos, simplesmente, valorizar certos fatos estruturais que a mitologia e a leitura não deixam de testemunhar. Lacan não se priva de utilizar esta fonte, sendo o exemplo mais notável o seu comentário de *Hamlet*.[4]

Esta questão, aliás, recebeu uma definição muito precisa por ocasião de uma discussão entre Lacan, Jacques-Alain Miller e Jacques Aubert, em seguida à apresentação deste último nas Conferências do Campo Freudiano do dia 9 de março de 1976, sobre a obra de James Joyce.[5] Trata-se, neste debate, do personagem Stephen Daedalus criado pelo escritor, com fortes tinturas autobiográficas, em "Retrato do artista quando jovem". Lacan intervém na discussão para dizer que Stephen Daedalus era o que podemos chamar de um imaginário redobrado, um ego forte, inteiramente fabricado. Jacques-Alain Miller lembra, em resposta, que a expressão "construir para si" figura em *Retrato...*, e que um ego que seja construído para si é sempre um ego obsessivo. Ele acrescenta: "Ora, não me parece que ele fosse um obsessivo, Joyce. Se ele constrói para si um ego obsessivo, é um ego que não tem nada a ver com sua estrutura. Sua pessoa sustentada, para retomar os termos de Pichon, e sua pessoa recheada não coincidem."

O exemplo de James Joyce é, certamente, particular — todos conhecem o uso que Lacan fez dele para falar da suplência à forclusão do Nome-do-Pai. A teoria formulada por ele era que Joyce seria estruturalmente um psicótico, mas sua psicose nunca teria se desencadeado clinicamente porque seus escritos fizeram suplência ao defeito simbólico que caracteriza estruturalmente as psicoses. A abordagem dessa questão não faz parte do tema que nos ocupa no momento, mas retivemos essa discussão sobretudo para sublinhar que uma obra artística pode ter uma certa consistência e nos fornecer elementos para apoiar nosso raciocínio, sem refletir forçosamente a estrutura clínica do autor. Em Joyce, então, não é por acaso que esse personagem tenha sido construído assim – mas em outro autor, uma construção similar é igualmente possível, por razões completamente diferentes. Não devemos nos esquecer de que um personagem não é um sujeito, e que o uso que podemos fazer dele permanece limitado.

****

Eis outro problema que se apresenta quando falamos de exemplos literários (aliás, o mesmo é válido para exemplos clínicos reais) com o objetivo de ilustrar os diversos elementos de uma dada estrutura: o risco é o de não traçar corretamente a fronteira entre o particular e o geral. Isto evoca a questão do todo e do não-todo na clínica. Esta dificuldade é agravada pela própria linguagem descritiva: somos de fato freqüentemente levados a fazer uso de termos tais como "o obsessivo" etc.[6] Ora, isto poderia dar a entender que queremos traçar a fenomenologia de um hipotético obsessivo-padrão, dentro da tradição psiquiátrica. Evidentemente, não é esse nosso objetivo, inclusive porque não acreditamos que isso possa ser feito. De fato, o próprio Lacan o assinala muito bem na "Introdução à edição alemã dos *Escritos*".[7]

Que os tipos clínicos resultem da estrutura, eis o que já se pode escrever, ainda que não sem hesitação. Só há certeza e só é transmissível para o discurso histérico. ... que resulta da mesma estrutura não tem forçosamente o mesmo sentido. É por isso que não existe análise senão do particular: não é absolutamente de um único sentido que procede uma mesma estrutura, e principalmente quando ela atinge um discurso. ... Os sujeitos de um tipo são, portanto, sem utilidade para os outros do mesmo tipo. É concebível que um obsessivo não possa dar o menor sentido ao discurso de um outro obsessivo.

Observamos que Lacan faz uma diferença, a esse respeito, entre os obsessivos e os histéricos. Isto porque o histérico tem um discurso que lhe é próprio – mas o mesmo não ocorre com o obsessivo. Freud já falava da neurose obsessiva como um dialeto da histeria...[8] Se nos habituamos a dar conta de certos aspectos da estrutura obsessiva pelo discurso do mestre ou pelo discurso da universidade,[9] não é o mesmo: não devemos nos esquecer de que nesses discursos o agente não é o sujeito.

Será que isto invalida completamente os caminhos escolhidos neste capítulo? Não o cremos. Não deveríamos levar essas observações de Lacan a um radicalismo extremo. Leiamos os termos que ele utiliza: *... eis o que já se pode escrever...*: para um obsessivo isso não é garantido, talvez não seja sempre transmissível – mas ainda assim é possível que possa ocasionalmente se escrever, não sem flutuações, certamente. Em seguida, *... não tem forçosamente o mesmo sentido...*: mas não forçosamente oposto ou completamente diferente, nós lemos. *É concebível...*: podemos efetivamente conceber que um obsessivo não dê o menor sentido ao discurso de um outro obsessivo – o que também não quer dizer que esta seja a mais absoluta das regras. Não nos esqueçamos de que a passagem começa pela afirmação:*os tipos clínicos* *resultam da estrutura.*

Uma outra maneira de ler esta passagem talvez seja prestando atenção à palavra "sentido": na época, Lacan falava do sem-sentido da relação sexual e de sua suplência pelo mais-de-gozo. Talvez quisesse dizer que há um descompasso entre o tipo padrão e o gozo: a verdade do gozo é o que há de mais particular em relação à generalidade do tipo padrão.[10]

Nós admitimos: o obsessivo-padrão não existe. Mas a estrutura, ela, existe – negá-lo seria cair no mesmo erro do DSM – mas cada sujeito obsessivo a põe em jogo de uma forma particular. Podemos igualmente falar da estrutura da fantasia obsessiva, onde são identificáveis certos lugares e posições – mas a maneira específica de combinar os diversos elementos em jogo, assim como o modo de gozo que deriva deles para cada sujeito, é da ordem do particular.[11] Enfim, cada sujeito tem sua própria estratégia para manejar os impasses de sua posição diante da demanda do Outro – isso não impede que possamos encontrar, no seio de um mesmo tipo clínico, semelhanças bem significativas entre estas estratégias. Assim, escolhemos comentar e ilustrar algumas delas, em razão do interesse que ganham aos nossos olhos. Um outro trabalho sobre o mesmo tópico poderia, de forma igualmente pertinente, apoiar-se sobre casos clínicos e sobre estratégias bem diferentes.

Essa escolha é discutível: a atitude que consiste justamente em verificar na clínica ou na literatura pontos anteriormente estabelecidos é a melhor aliada do esmagamento do particular por uma hipotética estrutura-padrão. Sublinhar aqui o risco não garante nossa real capacidade de escapar desta armadilha, e talvez incorramos em certos excessos. Porém, o excesso que denunciamos não deve fazer esquecer que talvez se trate aí de um limite geral, e mais fundamental, que deriva da discursividade própria do campo analítico: a hiância de uma certa impossibilidade do dizer permanece aí impossível de suturar.

Mitologia e literatura

Agora, iniciaremos o comentário de textos mitológicos e literários que, assim como o fez o caso de Ernest Jones, servem para a exemplificação da estrutura obsessiva no que diz respeito às metáforas utilizadas por Lacan nas passagens que estudamos.

PÁRIS

Examinaremos em primeiro lugar um aspecto que ainda não abordamos, naquela passagem da página 454 dos *Escritos*. Trata-se do momento em que Lacan faz referência a Vênus e Páris. Vejamos:

E essa astúcia ... é também aquela da qual tanto o meio quanto o fim lhe escapam. [Lacan se refere ao sujeito obsessivo]. Pois é ela que retém o sujeito e até o arrebata fora do combate, como faz Vênus com Páris, levando-o a estar sempre num lugar diferente de lá onde se corre o risco, e a deixar ali apenas uma sombra de si mesmo, pois ele anula de antemão o ganho e a perda, abdicando de saída do desejo que está em jogo.

De fato, os dois termos empregados por Lacan para definir a estratégia obsessiva – a proeza e a astúcia – não pertencem ao mesmo registro. A proeza está em relação com a mestria, ao passo que a astúcia faz referência ao engodo, e guarda uma relação mais estreita com o jogo amoroso, com a dialética erótica. Este é um dos aspectos que vamos encontrar na lenda de Páris. Vejamos isso mais de perto.

Páris, chamado também de Alexandre, é o filho mais velho de Príamo, rei de Tróia. Um sonho de Hécubo, sua mãe, tendo profetizado que o menino causaria a ruína de Tróia, faz com que ele seja abandonado sobre o Ida (montanha em Creta). Páris é criado por pastores, e torna-se um jovem de uma grande beleza e valentia. Ele protege os rebanhos do ataque de ladrões, o que lhe vale seu apelido de Alexandre (homem que protege). Mais tarde, ele é reintegrado à casa de seu pai.

Os dois episódios principais de sua lenda são o Julgamento de Páris e a Guerra de Tróia. Em cada um desses episódios ele entre em contato com a deusa Afrodite (Vênus para os romanos). Parece-nos que os dois episódios devem ser utilizados juntos para explicar essa referência de Lacan a Vênus e a Páris. Tratemos de descrever os dois episódios, começando por aquele do Julgamento (que teve como resultado nada menos do que a Guerra de Tróia).

O Julgamento de Páris

Este episódio[12] me parece tão saboroso que vou me deter um pouco nele – este livro talvez ganhe com isso um toque romanesco.

Quando os deuses estavam reunidos para as núpcias de Tétis e Peleu, Éris (a Discórdia) lançou uma maçã de ouro no meio deles, portando as palavras "para a mais bela". Zeus recusou-se a tomar partido na querela que se verificou em seguida entre Hera, Palas Atena e Afrodite, e confiou a Hermes a tarefa de conduzir as deusas sobre o monte Ida, onde Páris seria o árbitro da disputa. De fato, Páris se tinha feito notar pelos deuses – primeiro porque como simples escravo e pastor, tinha conseguido seduzir a ninfa Enone, e depois, porque tinha dado provas de ser justo durante um combate de touros onde seu próprio animal foi abatido por Ares, metamorfoseado em touro para se divertir.

Páris pastava o seu rebanho sobre o mais alto pico da Ida, quando Hermes, acompanhado das três deusas, se aproximou. Páris teve medo e quis fugir, mas Hermes o persuadiu, dizendo que ele não tinha nada a temer, e lhe submeteu o caso:

"Páris, porque és tão belo e tão competente nas coisas do coração, Zeus te dá a ordem de decidir qual destas três deusas é a mais bela." Páris pegou a maçã, mas mostrou-se cético: "Como um simples pastor como eu pode ser o juiz da beleza divina? Vou cortar a maçã em três!"

"Ah, não, tu não podes desobedecer a Zeus todo-poderoso!", respondeu vivamente Hermes, "e eu não tenho o direito de te dar conselhos. Usa tua inteligência natural!"

"Bom", suspirou Páris, "mas eu rogo imediatamente às perdedoras que não tenham raiva de mim. Eu sou apenas um homem, e certamente posso me enganar." As deusas aceitaram todas três respeitar sua decisão.

"Deve-se julgá-las como elas estão?", perguntou Páris a Hermes, "ou devem elas estar nuas?" "Cabe a ti decidir sobre as condições do concurso", respondeu Hermes com um sorrisinho. "Nesse caso, teriam elas a bondade de se despirem?"

Afrodite logo estava pronta, mas Atenas insistiu para que ela retirasse o célebre cinto mágico que lhe conferia a vantagem de assegurar o amor de quem o fitasse à pessoa que o portava, o que era desleal. "Está bem", disse Afrodite despeitada, "vou retirá-lo mas com a condição de que tu retires o teu capacete – pois tu és horrível sem ele."

"Presentemente, se vós me permitirdes, eu gostaria de ver cada uma de uma vez, a sós", declarou Páris, "para evitar ser distraído pelas vantagens de cada uma. Venha, divina Hera! Vós duas, minhas deusas, queiram ser amáveis o bastante para deixar-nos a sós por um momentinho."

"Examina-me bem", disse Hera, que se virava lentamente para mostrar suas formas esplêndidas, "e lembra-te de que se tu decidires que sou eu a mais bela, eu farei de ti o senhor de toda a Ásia e o homem mais rico do mundo."

"Obrigado, mas eu não estou à venda. Vi tudo o que queria ver. Venha, a vossa vez, divina Atena!"

"Eis-me aqui", disse Atena se adiantando. "Escuta-me, Páris, se tiveres bastante bom senso para me atribuir o prêmio, eu te tornarei vitorioso em todas as batalhas e farei de ti o homem mais belo e mais sábio de todo o universo."

"Sou apenas um humilde pastor, não sou um soldado", disse Páris. "Afrodite está pronta?"

Afrodite se aproximou dele e Páris enrubesceu porque ela chegou tão perto que quase o tocou. "Olha-me bem, eu te suplico, e não te esqueça de nada... A propósito, desde que eu te vi, pensei, que coisa, eis aqui o mais belo moço da Frígia! Por que ele perde tempo aqui nesse fim de mundo tomando conta de rebanhos estúpidos? Por que tu o fazes, Páris? Por que não vais para uma cidade e levas uma vida civilizada? E por que não esposarias Helena de Esparta, que é tão bela quanto eu e igualmente apaixonada? Estou persuadida de que assim que vos encontrardes, ela deixará sua casa, sua família e tudo, para tornar-se tua amante. Tenho certeza de que tu já deves ter ouvido falar de Helena."

"Nunca. É a primeira vez. Eu ficaria feliz se vós me a descrevesses."

"Helena tem uma pele delicada, pois nasceu de um ovo de cisne, podendo por todos os motivos dizer-se filha de Zeus, ela adora a caça e a luta; ainda criança, uma guerra estourou por causa dela, e quando tornou-se uma jovem, teve como pretendentes todos os príncipes da Grécia. Atualmente ela é a mulher de Menelau, irmão do grande rei Agamenon, mas não tem importância, ela pode ser tua se tu a quiseres."

"Mas como assim, se ela já é casada?"

"Como és inocente, não escutastes que meus deveres divinos consistem em arranjar essas coisas? Eu te proponho fazer uma viagem à

Grécia em companhia de meu filho, que será teu guia. Quando chegares a Esparta, ele e eu faremos de sorte que Helena fique perdidamente apaixonada por ti."

"Podeis jurar que fareis isto?", respondeu Páris muito interessado. Afrodite jurou solenemente e Páris lhe deu a maçã de ouro.

Por causa desse julgamento Páris sofreu a ira de Hera e de Atena, que partiram de braços dados para preparar a ruína de Tróia, enquanto Afrodite, com um sorriso perverso nos lábios, sonhava com a melhor forma de cumprir sua promessa.

****

O que nos interessa nesse longo episódio – que relatamos inteiro principalmente à guisa de diversão – é muito simples de comentar. Vemos inicialmente as tentativas de Páris para se esquivar – seja tentando fugir, seja dizendo-se incompetente para julgar o caso. Ele parece desmentir sua reputação de valente e menciona mesmo a sua recusa de combater: "não sou um soldado." (Isto vai se confirmar por seu papel na Guerra de Tróia, da qual falaremos em breve.) Mais do que essa recusa, trata-se neste episódio de um esquivar próprio do obsessivo, em presença das seduções que lhe faz o objeto de desejo.

Seu gesto de querer cortar a maçã em três é significativo: poderíamos dizer que ele tenta se manter na neutralidade, para não agradar nem contrariar ninguém; ou então que, tomado por dúvidas, é incapaz de decidir, ou ainda que está na anulação do desejo. Hermes lhe pede em seguida que "use sua inteligência natural" – o que traduzimos: pôr o pensamento no posto de comando, mais do que o desejo. Uma frase atraiu particularmente nossa atenção: "Bom, mas eu rogo desde já às perdedoras que não tenham raiva de mim. Eu sou apenas um homem, e posso perfeitamente me enganar." Isso pode ser relacionado à passagem de Lacan: "ele anula antecipadamente tanto o ganho como a perda, abdicando de antemão do desejo que está em jogo." Uma outra passagem de Lacan, desta vez do Seminário 8, nos serve também para comentar o que se passa nesse momento, e que cai como uma luva sobre a questão da astúcia. Lacan, falando da fantasia fundamental do sujeito obsessivo, diz: *"Este se desvaloriza, coloca fora de si todo o jogo da dialética erótica, finge, como diz o outro, ser seu organizador. É sobre o fundamento da sua própria eliminação que ele funda toda essa fantasia."*[13]

Eis o que, desta fuga, corresponde à astúcia cujo objetivo é o de elidir o desejo. Mas continuemos. Páris procede ao julgamento de uma maneira bastante formal, evitando mais uma vez que o desejo tome a dianteira sobre a razão: "... Para evitar se distrair pelas vantagens de cada uma delas." Enfim, aí também ele tem sua astúcia, sua estratégia: ele quer vê-las uma a uma, para escutar suas ofertas e contabilizar as vantagens que ele poderá tirar delas. Ora, Afrodite, deusa do amor, é ainda mais astuciosa quando se trata da estratégia amorosa. Ela compreende bem o personagem e lhe faz a proposta mais eficaz. Ele foge sempre diante dessas três mulheres belas e nuas – bem, então é preciso oferecer-lhe uma outra, um objeto longínquo e impossível, de preferência pondo em jogo a dimensão do terceiro lesado – e eis que surge Helena, mulher casada e distante. Mais ainda, é preciso fazê-la beneficiar-se de uma injeção de valor fálico, atribuindo-lhe a posição de objeto do desejo do outro: "... Uma guerra estourou por causa dela ...

Ela teve como pretendentes todos os príncipes da Grécia." Diante de Páris, Afrodite sabe tomá-lo pelo traço unário, sabe causar seu desejo pela via do significante, conforme: "uma pele clara e delicada." Ele só podia cair na armadilha, "muito interessado." Isto fica ainda mais claro nesta passagem que retomamos de Ovídio em "Carta de Páris a Helena", versos 34-38 (*Heroides*, canto XVI):

"É a ti que procuro, tu que Vênus dourada prometeu para o meu leito, tu que desejei antes de conhecer-te. Pelo espírito, antes que pelos olhos, eu vi teu rosto, neste rosto a fama foi a primeira a me falar."[14]

O combate entre Páris e Menelau

O episódio do julgamento nos serve também para compreender uma parte do que Lacan propõe nessa citação. Entretanto, ele é insuficiente para explicar a outra parte do comentário de Lacan, que diz que Vênus rapta Páris para fora do combate, o faz estar alhures que lá onde se corre o risco, deixando no lugar uma sombra dele mesmo. Encontramos essa explicação em um episódio da Guerra de Tróia, contado por Homero no canto III da *Ilíada*.

Trata-se do combate singular entre Menelau e Páris. O motivo da guerra sendo, como todos sabem, o abandono de Menelau por sua esposa Helena em benefício de Páris, os dois campos, os aqueus e os troianos, decidem resolver suas diferenças por um combate singular entre os dois principais interessados. Páris inicialmente tenta esquivar-se, mas seu irmão Heitor o cobre de injúrias e o exorta a combater. Os dois homens posicionam-se entre duas filas de soldados e começam o duelo. Páris (igualmente chamado de Alexandre, recordemo-nos) atira primeiro sua lança, mas ela quebra sobre o escudo de Menelau. Por sua vez, Menelau avança, e seu estilete de bronze penetra o escudo de Páris, que se esquiva no último instante. O Átrida[15] Menelau o golpeia então com sua espada, que quebra em quatro pedaços. A partir deste ponto, sigamos a beleza do estilo de Homero. O que nos interessa é o evento que fecha o combate, no momento em que Páris está a ponto de ser morto – prestemos sobretudo atenção nos significantes escolhidos pelo tradutor:

> O Átrida então geme, os olhos elevados ao vasto céu: "Ah! Zeus Pai! Não há Deus mais execrável que Tu. Eu pensava que ia punir Alexandre por sua vilania, e eis aqui minha espada quebrada em minhas mãos! E foi por nada que meu estilete voou de meu punho, eu não o toquei!" Ele diz, e, de um salto, agarra Páris por seu capacete de espesso anteparo, o faz rodopiar, depois trata de puxá-lo em direção aos aqueus de boas perneiras. A correia trabalhada – fecho do capacete passada sob o queixo – estrangula esse pescoço delicado. E ele o teria arrastado e assim adquirido uma glória infinita, se a filha de Zeus, Afrodite, não o tivesse visto de seu olho aguçado. Ela rompeu a correia, talhada do couro de um boi abatido, tão bem que um capacete vazio agora se encontra só a seguir a forte mão. O herói faz então girar este capacete e o atira aos aqueus de boas perneiras. Estes gentis companheiros o tomam, ao passo que o herói faz meia-volta e se lança, queimando de vontade de matar seu adversário com seu estilete de bronze. Mas Afrodite então o rapta dele; isto é uma

brincadeira para a deusa: ela o subtrai por trás de um espesso vapor e o deposita em seu quarto perfumado.[16]

Ora, o que faz Vênus (Afrodite) é literalmente o que assinala Lacan na página 454 dos *Escritos*. De resto, Páris prefere ficar alhures do que lá onde se corre o risco: ele permanece em seu quarto, junto a Helena, e mais uma vez, só volta ao combate sob a admoestação de Heitor, que vem procurá-lo, indignado:

> Heitor, vendo seu irmão, então o toma à parte em termos infamantes: "Pobre louco! Não é nem um pouco belo pôr-se no coração de tamanha cólera.[17] Nossas gentes se desgastam combatendo ao redor de nossa cidade e de suas altas muralhas, e é por ti que o burburinho e a batalha se incendeiam em torno desta cidade. Tu deverias ser o primeiro a querelar com qualquer um que tu visses amolecer no feroz combate. Vamos! De pé! A não ser que tu queiras ver nossa cidade logo se consumir num fogo devorador".[18]

Páris, de fato, em boa parte da guerra, procura sempre se subtrair do combate, como por exemplo, nesta bela passagem:

> ... se regozija grandemente Menelau, assim que ele percebe Páris belo como um deus. Ele espera logo poder se vingar do culpado. Sem tardar, de sua carruagem, ele salta à terra, em armas. Alexandre, belo como um deus, o vê aparecer adiante, fora das fileiras, e o terror subitamente toma seu coração. Em direção ao grupo dos seus ele recua logo, para evitar a morte. Como o homem que, nas grutas de um monte, descobre uma serpente e

dá um salto para trás e se afasta subitamente, um tremor toma seus membros, ele se retira, a palidez cobre sua face: é assim que mergulha para o meio da multidão altaneira de troianos Páris belo como um deus, por medo do Átrida.[19]

Heitor trata seu irmão de "mulherengo", de "objeto de vergonha e desprezo aos olhos de todo o povo", e diz que em sua alma "não há força nem coragem"[20] Diomedes, igualmente, se refere assim a Páris, que acaba de feri-lo de longe, com uma flecha: "Ah, o arqueiro! O insolente! O belo rapaz cacheado que cheira as mulheres! Se tu viesses combater em armas, face a face..."[21]

Páris se recupera no fim – não sem antes sofrer um novo sermão da parte de Heitor – e luta enfim como um bravo (aliás, como sabemos, foi Páris quem feriu Aquiles com uma flecha em seu calcanhar, durante essa mesma guerra). Eis o que diz disso Heitor: "Se, outras vezes, podes esquivar-te do combate, não, não é, entretanto, um filho completamente covarde que minha mãe deu à luz. ... Dá-nos agora as ordens que teu coração e tua alma te inspiram. Nós, nós te seguiremos com o maior zelo e sem nunca faltar com o ardor."[22]

****

Duas questões para terminar o exame do episódio de Páris. Estaria Lacan fazendo psicanálise aplicada? Podemos falar de uma posição obsessiva da parte de Páris? Parece-nos que Lacan procura simplesmente ilustrar seus propósitos, de forma pontual. Nossa advertência quanto ao risco de "promover" um personagem lendário, mítico ou literário à categoria de sujeito, continua válida. Aliás, a "biografia" de Páris, em seu conjunto, não é totalmente compatível com a posição obsessiva – é nesses dois episódios que podemos pinçar uma certa estratégia, eles se prestam bem ao uso que Lacan faz deles, nada mais. Pensamos, porém, ter sido interessante procurar explicitar esses episódios, certamente bem conhecidos, mas que ganham em sabor quando são examinados mais de perto: isso nos ajudou a esclarecer esta passagem tão rica dos Escritos.

AMPHYTRION, DE MOLIÈRE

Vamos agora prosseguir ilustrando a metáfora das feras. Dissemos que o desdobramento do obsessivo o faz golpear o outro sem se aperceber de que ele golpeia a si próprio. Isto nos remete imediatamente ao *Amphitryon* de Molière, texto comentado por Lacan no capítulo XXI do Seminário 2.[23] Trataremos de acrescentar alguns elementos a este comentário.

O tema de *Anfitrião* foi retomado muitas e muitas vezes na história da literatura e do teatro.[24] Sua fonte é a mitologia grega. Os amores de Zeus e o nascimento de Hércules (ou Heracles) foram contados por Homero (século IX a.C., *O escudo de Héracles*). Ésquilo, Sófocles e Eurípides cada um criou uma tragédia tendo por título seja *Alcmena*, seja *Anfitrião*, cujos textos desapareceram. Na esfera latina, Plauto (254-184 a.C.) foi um dos primeiros a fazer uso do tema em uma tragicomédia intitulada *Anfitrião* (o elemento cômico tendo sido o acréscimo do personagem do escravo tradicional, Sósia). O dramaturgo francês Jean de Rotrou (1609-50) retomou a obra de Plauto em *Os sósias*, espetáculo ao qual provavelmente Molière assistiu, ou mesmo participou dele, nos tempos do Illustre-Théâtre.

Molière retomou bastante exatamente o *Anfitrião* latino: já estão presentes em Plauto o tema central do desdobramento assim como todos os personagens principais (exceto Cleanto, criada por Molière),[25] e, como pano de fundo, a guerra. Algumas diferenças se fazem notar: antes de indicá-las, resumamos a trama tal como se apresenta em Molière:[26]

Júpiter resolve gerar um filho que será um herói como nenhum outro, para a salvação dos mortais. Ele escolhe para ser a mãe desse filho – que vem a ser Hércules – a linda Alcmena, descendente de Perseu. A peça de Molière começa por relatar que, sob as ordens de Júpiter, Mercúrio pede à Noite que atrase o nascimento do dia. Assim Júpiter poderá prolongar seus prazeres com Alcmena: ele tomou a aparência de seus esposo Anfitrião, rei de Tebas, que estava ausente comandando suas tropas em uma guerra.

Enviado por seu patrão Anfitrião, o criado Sósia chega diante da casa de Alcmena para lhe anunciar a vitória e o retorno próximo do general. Sósia ensaia diante de uma lanterna o relato que se prepara para fazer a Alcmena quando vê Mercúrio que, tendo tomado os traços do próprio Sósia, proíbe a esse último a entrada na casa em frente à qual ele monta guarda, para proteger os amores ilícitos de Júpiter. Sósia fica perturbado e duvida de sua própria identidade. Ele é devolvido (após ter recebido umas lombadas da parte de Mercúrio) ao porto do qual ele veio.

Júpiter diz adeus apaixonadamente a Alcmena e lhe pede que ame nele o amante mais do que o esposo, distinção que Alcmena recusa. Cleanto, criada de Alcmena e mulher de Sósia, tendo assistido à cena, queixa-se de Mercúrio (que ela toma por seu marido) por não amá-la tanto quanto o patrão ama a esposa. Mercúrio a trata com frieza e se afasta.

Anfitrião chega ao porto para voltar para casa e vê Sósia, que lhe relata seu encontro com seu duplo. Anfitrião pensa que ele está bêbado ou louco. Chegando em casa, a atitude surpresa de sua mulher diante de um tão pronto retorno (Júpiter acaba de deixá-la) o surpreende. O relato que ela lhe faz da noite de amor deles desperta nele suspeitas de adultério. Alcmena fica indignada, e eles brigam. Anfitrião parte em busca de uma testemunha para provar a ela que ele ainda não tinha voltado para casa, na noite anterior.

Sósia procura se tranqüilizar junto a Cleanto e se regozija de descobrir que ele não foi enganado por seu duplo. Ele tenta se fazer perdoar por sua pretensa frieza, sem entretanto revelar a impostura.

Júpiter reaparece, sempre portando os traços de Anfitrião, para se reconciliar com Alcmena. Ele se faz perdoar, retomando a distinção entre amante e esposo e colocando a querela na conta do segundo, e envia Sósia para convidar os oficiais do exército para o jantar.

Anfitrião, que não conseguiu encontrar uma testemunha, tenta, para se tranqüilizar, imaginar que sua esposa perdeu o juízo. Mas ao tentar entrar em sua própria casa, é impedido por Mercúrio-Sósia, que finge não acreditar em sua identidade, dizendo-lhe que o "verdadeiro" patrão reconciliou-se com Alcmena e encontra-se no momento na companhia dela. Anfitrião, mergulhado em profundo desespero, pensa em vingança. Seu monólogo é interrompido pelo verdadeiro Sósia, que volta com os dois oficiais convidados por Júpiter. Ele escapa por pouco das conseqüências das estripulias de Mercúrio, e consegue provar que estava em companhia dos dois capitães.

Júpiter se apresenta então como o verdadeiro patrão da casa, convidando Sósia e os dois oficiais para o jantar. Terrível cólera se apossa de Anfitrião, que o trata de impostor e parte em busca de outros capitães que espera sejam mais fiéis e que o ajudem a vingar-se. Sósia vê-se mais uma vez proibir por Mercúrio o acesso à casa, e à mesa do festim.

Anfitrião volta com reforços. Sósia faz-lhe então um relato dos últimos acontecimentos, apiedando-se de sua própria sorte e daquela de seu patrão. Após uma breve cena em que Cleanto surpreende-se com a presença de dois Anfitriões, Mercúrio retoma sua aparência real para revelar a dupla impostura e a identidade do falso Anfitrião. Júpiter aparece em seu brilho divino, e trata de acalmar Anfitrião dizendo-lhe que um compartilhar com o soberano dos deuses não tem nada de desonroso. Ele anuncia ao esposo que Alcmena dará nascimento a um filho, Hércules, cujas proezas serão famosas em todo o universo. Júpiter sobe aos céus, e Sósia prolonga suas declarações com comentários de sua própria autoria, na ligeireza de tom própria da comédia. É o fim. (É interessante notar que durante as duas últimas cenas, desde a intervenção reveladora de Mercúrio, Anfitrião permanece mudo).

****

No capítulo que citamos do Seminário 2, falando da distinção entre pai simbólico, pai real e pai imaginário, retomada no nível do casal, Lacan revela o recurso principal da peça: "para que a situação seja sustentável, é preciso que a posição seja triangular. Para que o casal se mantenha no plano humano, é preciso que aí esteja um deus. "[27]

Acrescentamos que esta posição de Grande Outro todo-poderoso e todo-gozador, que Júpiter assume, é assim mesmo singular: para gozar, é-lhe preciso assumir uma forma degradada, a forma humana. Eis aqui como Mercúrio o formula (vamos conservar o texto original em francês, para guardar a beleza poética, que sairia perdendo em uma tradução não literária, mas vamos incluir nossa própria tradução livre em nota de pé de página):

Je le tiendrais fort misérable,

S'il ne quittait jamais sa mine redoutable,

Et qu'au faîte des cieux il fût toujours guindé.

Il n'est point, à mon gré, de plus sotte méthode

Que d'être emprisonné toujours dans sa grandeur;

Et surtout aux transports de l'amoureuse ardeur

La haute qualité devient fort incommode.

Jupiter, qui sans doute en plaisirs se connaît,

Sait descendre du haut de sa gloire suprême;

Et pour entrer dans tout ce qu'il lui plaît,

  Il sort tout à fait de lui-même,

*Et ce n'est plus alors Jupiter qui paraît.**

---

* Eu pensaria nele como muito miserável, se ele não deixasse jamais de lado sua

Isto não deixa de evocar, de um lado, o desdobramento da vida amorosa no obsessivo (em que pelo amor dito carnal a alta qualidade torna-se fortemente incômoda"), e de outro lado, a degradação do *phi maiúsculo* em *phi minúsculo*. Lacan diz que Sósia, é o eu, e que ele se acha sempre um pouco excisado de seu próprio gozo.[28]De fato, o pobre Sósia se vê proibir o que ele gosta mais: a mesa do festim. Desde sua entrada em cena, nós nos apercebemos, através de seu monólogo inicial, de sua posição em relação ao Grande Outro:

Sosie, à quelle servitude

Tes jours sont-il assujettis! ...

Obligé de s'immoler,

Jour et nuit, grêle, vent, péril, chaleur, froidure,

Dès qu'ils {les maîtres} parlent, il faut voler.

... cependant notre âme insensée

S'acharne au vain honneur de demeurer près d'eux. *

---

expressão facial temível, e que ao cume dos céus ele fosse sempre elevado. Não há, na minha opinião, método mais burro do que ser emprisionado sempre em sua grandeza; e principalmente para a expressão do ardor amoroso, a alta qualidade torna-se fortemente incômoda. Júpiter, que sem dúvida conhece bem o assunto dos prazeres, sabe descer do alto de sua glória suprema; e para entrar em tudo que lhe agrada, ele sai de fato dele mesmo, e então não é mais com Júpiter que ele se parece (p.31 da edição op. cit., versos 81-92).

* p.37-38, versos 165-6, 171-3, 178-9; Sósia, a que servidão teus dias são assujeitados!

Obrigado a imolar-se, dia e noite, granizo, vento, perigo, calor, friagem, assim que eles (os patrões) falam, é preciso voar. Apesar disso, nossa alma insensata teima na honra vã de permanecer perto deles.

Sósia prefere estar com os grandes do que com os pequenos, diz ele. Junto aos primeiros, nós acrescentamos, ele tem a ilusão de atingir por sua vez uma certa grandeza. A prova é o seu diálogo com a lanterna, onde ele descreve com paixão as proezas de seu patrão, e se compraz com suas próprias frases bem torneadas. À medida que seu discurso progride, ele comenta à parte: *"Bon! Beau début! Bien répondu! Fort bien! Belle conception! Peste! Où prend mon esprit toutes ces gentillesses?"** Este sonho de grandeza é interrompido pela aparição de Mercúrio, que marca logo de início sua posição de não temer o combate:

Depuis plus d'une semaine,
Je n'ai trouvé personne à qui rompre les os.
La vertu de mon bras se perd dans le repos,
Et je cherche quelque dos,
*Pour me remettre en haleine.**

Sósia imediatamente tem medo. Ele está perfeitamente consciente de suas limitações. Entra mesmo assim em uma dialética

---

* p.38-9, versos 206, 214, 217, 226: Bom! Belo início! Bem respondido! Muito bem! Bela concepção! Peste! De onde toma meu espírito todos esses rasgos espirituosos? (*gentillesses*: aqui, rasgos espirituosos).

* p.44, versos 293-7. Há mais de uma semana, eu não encontro ninguém a quem quebrar os ossos. A virtude de meu braço se perde no repouso, e eu procuro algumas costas, para recuperar meu fôlego.

intersubjetiva em que tenta prever as intenções do outro. Tenta primeiro vencê-lo pela astúcia e pelo semblante, apoiando-se sempre, para se tranqüilizar, sobre a identificação com a potência de seu patrão:

Quel diable d'homme est-ce ci?

De mortelles frayeurs je sens mon âme atteinte.

Mais pourquoi trembler tant aussi?

Peut-être a-t-il dans l'âme autant que moi de crainte,

Et que le drôle parle ainsi

Pour me cacher sa peur sous une audace feinte.

Oui, oui, ne souffrons point qu'on nous croie un oison

Si je ne suis hardi, tâchons de le paraître.

Faisons-nous du coeur, par raison.*

Il est seul comme moi, je suis fort, j'ai bon maître, *

Et voilà notre maison. *

Segue-se o extraordinário diálogo entre os dois eus, comentado por Lacan no Seminário 2.[29] Não o reproduziremos senão para dizer que Sósia, cujos propósitos são inicialmente ousados e cheios de auto-

---

* *Coeur*: coragem, valentia (sentido clássico).
* J'ai bon maître: expressão idiomática. "Dizemos que alguém tem bompatrão para dizer que está ao serviço de um homem poderoso que o protegerá." (*Dictionnaire de l'Académie*, 1964).
* p.44-5, versos 298 a 308. Que diabo de homem é esse? De medos mortais sinto minha alma atingida. Mas por que também tremer tanto? Talvez ele tenha na alma tanto receio quanto eu, e que o exquisito fale assim para me esconder seu medo sob uma fingida audácia. Sim, sim, não soframos de tal maneira que pensem que somos covardes, se eu não sou audacioso tratemos de parecê-lo. Produzamos em nós coragem, pela razão. Ele está sozinho assim como eu, eu sou forte, tenho bom patrão, e eis aí nossa casa.

suficiência, murcha tão logo o verdadeiro combate começa, à primeira bofetada, para chegar a dizer um pouco mais tarde:

Tu triomphes de l'avantage,
Que te donne sur moi mon manque de courage. ...
Hélas! je suis ce que tu veux.
Dispose de mon sort tout au gré de tes voeux;
Ton bras t'en a fait le maître. *

A posição de Sósia diante da possibilidade do combate mortal fica confirmada por suas tentativas de justificar sua covardia junto a Anfitrião:

En nous formant Nature a ses caprices;
Divers penchants en nous elle fait observer:
Les uns à s'exposer trouvent mille délices;
Moi, j'en trouve à me conserver. *

Assim, é interessante notar a que ponto Sósia pode servir como exemplo do desdobramento imaginário do obsessivo, e da dialética do senhor e do escravo, com esta particularidade propriamente obsessiva

---

* p.50-1, versos 370-371 et 389-391. Tu triunfas por causa da vantagem que te dá sobre mim minha falta de coragem. Que pena! Eu sou o que tu quiseres. Dispõe de minha sorte ao sabor te tuas vontades, teu braço te fez o mestre dela.

* p.75, versos 727 a 730. Ao nos formar a Natureza tem seus caprichos; diversas inclinações em nós ela faz observar: uns, ao exporem-se encontram mil delícias; eu, eu as encontro ao me conservar.

que é a seguinte: o sujeito põe-se na posição de escravo cujo senhor é seu próprio eu desdobrado. Vejamos:

Ce moi qui m'a fait filer doux,

Ce moi qui le seul moi veut être,

Ce moi de moi-même jaloux,

Ce moi vaillant, dont le courroux

Au moi poltron s'est fait connaître,

Enfin ce moi qui suis chez nous,

Ce moi qui s'est montré mon maître,

Ce moi qui m'a roué de coups. *

É também digno de ser sublinhado que, perturbado em sua própria identidade, Sósia lança ao outro uma questão sobre a existência:

Etre ce que je suis, est-il en ta puissance?

Et puis-je cesser d'être moi? ...

Je ne saurais nier, aux preuves qu'on m'expose,

Que tu ne sois Sosie; et j'y donne ma voix.

Mais si tu l'es, dis-moi qui tu veux que je sois;

Car encore faut-il bien que je sois quelque chose. *

---

* p.79, versos 813 a 820. Este eu que fez de mim um carneirinho (*filer doux* = expressão idiomática que traduzimos assim), este eu que quer ser o único eu, este eu de mim mesmo ciumento, este eu valente, cuja cólera ao eu covarde se fez conhecer, enfim este eu que "estou" em nossa casa, este eu que se mostrou meu mestre, este eu que me cobriu de golpes.

* p.53 e 57-58; versos 426-427, e 509-512. Ser o que sou, está ao alcance de tua potência? E posso eu cessar de ser eu? Eu não conseguiria negá-lo, com as provas que

Trata-se aí da função do ego pela qual o sujeito fica despossuído dele mesmo, função fundamental que não devemos endossar na análise, diz Lacan, tomando como exemplo "o caso concreto do obsessivo": "A incidência mortal do eu acha-se nele levada ao máximo. ... Se o obsessivo se mortifica, é porque, mais do que um outro neurótico, apega-se ao seu eu, o qual carrega em si o desapossamento e a morte imaginária. E por quê? O fato é evidente – o obsessivo é sempre um outro. ... É na medida em que evita seu próprio desejo que todo desejo pelo qual enveredar, nem que seja aparentemente, ele o apresentará como sendo o desejo desse outro ele mesmo que é o seu eu. "[30]

Lacan comenta esta relação mortal que o obsessivo mantém com ele próprio, e que faz com que, desde que um sentimento seja o seu, ele comece por anulá-lo – uma formulação bem próxima daquela que já comentamos. Lacan nos dá um conselho técnico: é fundamental fazer com que o obsessivo se reconheça na imagem composta que ele nos apresenta, mas não é nessa relação dual que reside a chave do tratamento. Para que essa interpretação tenha um verdadeiro alcance, é preciso que o sujeito compreenda a função de sua relação mortal consigo mesmo:

Não é nem para si mesmo, nem realmente, que ele está morto. Para quem ele está morto? Para aquele que é seu senhor. E em relação a que? Em relação ao objeto de seu gozo. Ele apaga seu gozo para não despertar a cólera de seu senhor. Mas, por outro

me expõem, que tu não sejas Sósia; e dou a isso minha voz. Mas se tu o és, digas-me quem tu queres que eu seja; pois ainda é preciso que eu seja alguma coisa.

lado, se está morto, ou se apresenta-se como tal, não está mais ali, é um outro que não ele que tem um senhor, e, inversamente, ele próprio tem um outro senhor. Por conseguinte, ele está sempre alhures.

Já assinalamos a báscula desse ponto, mais tarde na teoria lacaniana, onde se tratará de "transferência de gozo". De fato, no seminário 2 Lacan ainda enfatiza o imaginário: ele diz que Sósia tem que aprender que ele é Anfitrião, ele tem que se perceber que é "o homem cheio de glória que não entende nada de nada, nada daquilo que se deseja, que acredita que basta ser um general vitorioso para fazer amor com sua mulher. Este homem, fundamentalmente alienado, que nunca encontra o objeto de seus desejos, tem de dar-se conta de por que ele tem fundamentalmente apego por este eu, e de que maneira este eu constitui sua alienação fundamental." Lacan acabava de acrescentar: "Aquilo do qual o obsessivo faz questão é sempre outro, pois se ele o reconhecesse deveras estaria sarado." Certamente, este reconhecimento não mais será suficiente para o tratamento do obsessivo na teoria lacaniana mais tardia – o real terá sua palavra a dizer e uma angústia outra que aquele experimentada diante da morte imaginária será levada em conta. Isto não impede que o acima continue válido para nossa compreensão da estratégia do sujeito obsessivo.

O reconhecimento desse combate imaginário não escapa, aliás, a Sósia, e ele não deixa de soltar um apelo no sentido de sair desta situação difícil. Eis aqui duas passagens tão saborosas quanto significativas:

Hélas! brave et généreux moi,

Modère-toi, je t'en supplie.

Sosie, épargne un peu Sosie.

Et ne te plais point tant à frapper dessus toi.

****

La rigueur d'un pareil destin,

Monsieur, aujourd'hui nous talonne;

Et l'on me dés-Sosie enfin

Comme on vous dés-Amphitryonne.

Deixemos aqui o infeliz Sósia, e para terminar nosso comentário, olhemos para o lado de Júpiter e de Anfitrião. Esse último, tão desdobrado quanto seu valete, está ainda mais cego em seu combate imaginário, ficando logrado até o fim, querendo sempre golpear o outro – até o momento em que este pequeno outro retoma sua condição de Grande Outro em todo o seu brilho. Desde que ele se vê às voltas com o Outro simbólico (A), Anfitrião fica completamente esmagado, não tenta mais golpear e nem sequer falar, fica estranhamente mudo e apagado nas duas últimas cenas. É interessante

---

* p.143, versos 1750-1753. Que pena! Bravo e generoso eu, modera-te, eu te suplico. Sósia, poupa um pouco Sósia, e não gosta tanto de bater em ti mesmo.

* p.148, versos 1858 a 1861. O rigor de um tal destino, Senhor, hoje nos segue de perto; e me des-Sosiam enfim, assim como vos des-Amphitryonam.

acrescentar que uma das versões da mitologia grega nos diz que Anfitrião nunca mais ousou tocar Alcmena, de medo de despertar o ciúme divino.[31] Aliás, esse general vitorioso, cheio de inchação narcísica, exibe na verdade um curioso comportamento: ele fala sobre sua cólera mas jamais passa ao ato. À maneira de Hamlet, Anfitrião é presa da duvida e da inibição:

A quel parti me doit résoudre ma raison?
Ai-je l'éclat ou le secret à prendre?[*]

Ele faz o papel do cão que ladra mas não morde, e tudo o que ele faz para tentar vingar-se é ir procurar reforços, outros que possam golpear em seu lugar. Quanto a Júpiter, contra todas as aparências, parece que também não se sai tão bem. Já falamos da degradação de sua posição e do desdobramento na vida amorosa que ele demonstra, sublinhado ainda por sua tentativa de fazer com que Alcmena diferencie o amante e o marido. Esta mulher, cujo desejo é decidido, sabe o que quer e recusa esse desdobramento (as mulheres, aliás, representam na peça a integridade e a unidade, mesmo que sejam tomadas enquanto objetos de troca).

Júpiter, é verdade, possuiu Alcmena tanto quanto quis, mas sob os traços de um outro: ele só goza através do outro. O gozo não chegou a ele – o senhorgozador é diferente do pai morto! A tirania que ele

---

[*] p.128, versos 1563-4. Que partido deve tomar minha razão? Devo escolher a explosão ou o segredo?

demonstra despossuindo senhores e criados de seus eus, acaba por recair sobre ele, que se acha igualmente despossuído. Ele fica visivelmente despeitado, e o faz saber na última cena:

Et c'est moi, dans cette aventure,
Qui, tout dieu que je suis, dois être le jaloux.
Alcmène est toute à toi, quelque soin qu'on emploie;
Et ce doit à tes feux être un objet bien doux
De voir que pour lui plaire il n'est point d'autre voie
Que de paraître son époux,
Que Jupiter, orné de sa gloire immortelle,
Par lui-même n'a pu triompher de sa foi,
Et que ce qu'il a reçu d'elle
N'a par son coeur ardent été donné qu'à toi.*

A isso, Sósia replica com um irresistível efeito cômico (o que não nos deixa esquecer que, assim fazendo, ele se apressa em recolocar o Grande Outro em seu pedestal):

Le seigneur Jupiter sait dorer la pilule.*

---

* p.154, versos 1903 a 1912. E sou eu, nessa aventura, que mesmo sendo o deus que sou, devo ser o ciumento. Alcmena é toda tua, por mais que façamos; e isso deve ser para teus fogos um objeto bem doce, ver que para agradá-la não há outra via a não ser parecer ser seu esposo, que Júpiter, ornado por sua glória imortal, por ele mesmo não tenha conseguido triunfar sobre sua fé, e isso que ele recebeu dela, só foi por seu coração ardente dado a ti.

Para concluir nosso comentário, arrisquemos uma especulação: será que Alcmena era tão inocente? Trata-se de fato de uma especulação anedótica, pois em todas as fontes que consultamos, ela é sempre considerada muito apaixonada por seu marido. Em todo caso, vejamos: Anfitrião não deixa de sublinhar que a semelhança de traços não serve para desculpá-la:

... il est hors de sens que sous ces apparences
Un homme pour époux se puisse supposer,
Et dans tous ces rapports sont mille différences
Dont se peut une femme aisément aviser. *

Seria talvez o caso de relembrar um detalhe que escapa à peça de Molière: Alcmena, representada como esposa fiel e apaixonada, tinha também motivos para se vingar: seu pai Elétrio, rei de Micenas, foi morto (acidentalmente, é certo)* justamente por Anfitrião, a quem

---

* p.156, versos 1913. O senhor Júpiter sabe dourar a pílula.

* p.122, versos 1472 a 1475. Não faz sentido que sob essas aparências, um homem por esposo se possa fazer passar, e em todas essas relações há mil diferenças, as quais uma mulher pode facilmente notar.

* Elétrio tinha encarregado Amphitryon de recuperar os rebanhos roubados pelos telebenos (numa incursão na qual os irmãos de Alcmena tinham sido mortos). Amphitryon localizou os rebanhos, que tinham sido confiados ao rei de Élis, Políxeno — esse último pediu um resgate. Elétrio, aborrecido com o fato de que Amphitryon esperava que ele pagasse o resgate, perguntou secamente de que direito o rei de Élis vendia uma mercadoria roubada, e como era possível que Amphitryon admitisse uma

entretanto ela consentiu esposar – sob a condição que ele vingasse o assassinato de seus irmãos, cometido pelos telebenos (o que motivou a guerra da qual volta Anfitrião). É curioso observar que Plauto teve o cuidado de mudar esse ponto em sua peça, onde o assassinato de Elétrio é igualmente atribuído aos telebenos[32]. Aproveitemo-nos dessa observação para comentar rapidamente a peça latina.

ANFITRIÃO, DE PLAUTO

Só apontaremos aqui as diferenças principais. A peça antiga dá o relato detalhado do combate, abreviado em Molière. O nascimento de Hércules, bem descrito em Plauto, só é anunciado em Molière em obediência às regras de unidade de tempo herdadas do classicismo. O diálogo de Sósia com a lanterna é uma criação de Molière, tanto quanto toda a gradação até o ápice da querela na primeira cena entre Alcmena e Anfitrião, e, bem entendido, todos os diálogos entre Cleanto e Sósia – este último personagem ganha assim em importância. De fato, uma grande parte da originalidade de Molière em relação às suas fontes reside na representação dos diversos diálogos entre Sósia e Mercúrio, e entre Sósia e Cleanto – são os criados que tomam a palavra. A supressão do nascimento final, aliás, deixa a última palavra a Sósia: esta

---

tal malandragem. Amphitryon manifestou seu descontentamento lançando uma maça sobre uma vaca que tinha se perdido do rebanho, a maça bateu nos chifres da vaca, quicou de volta e matou Elétrio. Cf. Robert Graves. *Les mythes grecs*, mesmas páginas.

"moral", sinal do domínio do criado sobre seu patrão, não se encontra nem em Plauto, nem em Rotrou.

É o personagem de Júpiter que é representado mais diversamente em Plauto. Ele conserva melhor suas prerrogativas. Ele não propõe a Alcmena distinções entre o amante e o marido, e no final, ele não parece absolutamente despeitado. Ele não fica tentando se justificar – ele ordena, dirigindo-se a Anfitrião do alto de sua onipotência.[33] Júpiter não se contenta com o ardil, ele bate efetivamente em Anfitrião.[34] Este, ao contrário do que sublinhamos em Molière, não se cala nas últimas cenas. Ele está mesmo contente: de fato, é ele, Anfitrião, quem acrescenta: "Juro por minha vida, eu não lamento partilhar algo com Júpiter",[35] e é ainda ele quem diz as últimas palavras da peça, dizendo-se pronto para obedecer ao grande deus. Isto é compreensível: na época de Plauto, era talvez menos fácil degradar a figura divina...

Anfitrião apresenta igualmente alguns traços diferentes: ele não está tomado por dúvidas e mostra-se pronto para a vingança – ele está bem decidido a entrar em sua casa para passar ao ato, mas é impedido por um terrível trovão desencadeado por Júpiter.[36] Assim, com a exceção de uma passagem onde a identificação de Sósia com seu patrão é mais explícita em Plauto[37] – a peça de Molière, mais fina, mais sutil, em que os personagens são mais humanos e o sobrenatural tem menos espaço – presta-se melhor à nossa exemplificação.

O BALCÃO, DE GENET

Podemos talvez dizer que acabamos de analisar uma "comédia egóica". Seguindo sempre as pistas de Lacan, devemos presentemente examinar o que chamaríamos de uma "comédia fálica". No capítulo XIV do seminário *As formações do inconsciente*,[38] Lacan opõe a tragédia antiga, que representa o laço do homem com a lei significante, à comédia moderna, cuja mola é, segundo ele, a posta em cena da significação fálica. Para demonstrá-lo, Lacan dá como exemplo a comédia de Jean Genet intitulada *O balcão*.[39] Vamos resumir rapidamente a trama desta peça.

A ação se passa em um bordel de luxo, enquanto a revolução ruge do lado de fora. Os clientes do bordel são pequeno-burgueses que vão para essa "casa de ilusão" para se entregarem a um gozo perverso particular: aquele de se fantasiar seja de bispo, seja de juiz ou de general, e desempenhar esses papéis com prostitutas complacentes. Trata-se do domínio do imaginário por excelência, como nos deixam entrever as palavras de um personagem: *"Espelho que me glorifica! Imagem que posso tocar, eu te amo.!"*[40]

As primeiras cenas fazem desfilar estes personagens, que exibem o que Lacan chama de um estado de degradação de toda a sociedade, metaforizada no bordel.[41] Esta degradação é patente em um tipo de confusão que se estabelece nas relações sagradas entre o homem e a palavra: é uma relação onde todos fracassaram e ninguém se encontra, e mesmo assim, esta relação subsiste pura e simplesmente diante de nós.

Por que ela subsiste? Porque faz-se apelo, nessa sociedade que chegou à mais extrema desordem, a um último recurso, a um último argumento para a manutenção da ordem, encarnado pela polícia. É aí que vai surgir o personagem principal da peça: o delegado de polícia. Este delegado é muito amigo da dona do bordel. Ele vem perguntar ansiosamente a questão que ele repete sempre: houve alguém que pediu para ser o simulacro do delegado de polícia? A resposta é sempre a mesma, ainda não, "esta função não tem nobreza suficiente para propor aos sonhadores uma imagem que os consolaria".[42] Em outras palavras, o delegado de polícia ainda não foi elevado à dignidade dos personagens na pele dos quais pode-se gozar. Isto não impede que ele se posicione numa certa inflação narcísica à qual só falta esta última coroação, a de ser elevado ao lugar do Ideal. É assim que ele se dirige à cafetina: "minha imagem se engrandece mais e mais, eu te asseguro. Ela torna-se colossal. Tudo, ao meu redor, a repete e a reenvia para mim. E você nunca a viu representada em seu estabelecimento?"[43]

Nesse meio tempo, a revolução faz furor do lado de fora, escutamos o crepitar de metralhadoras, alguém chega para contar o que se passa no interior do palácio real: a rainha borda um lencinho com um cisne, em verdade não sabemos se ela borda ou não borda, e não sabemos tampouco se o cisne vai ser colocado sobre um mar, sobre um açude ou sobre uma taça de chá. É o desfalecimento último do símbolo, diz Lacan. A esse respeito, sublinhamos uma frase interessante: "Bordar. A rainha borda e não borda... Vocês conhecem o refrão? A rainha ganha sua realidade quando ela se afasta, se ausenta, ou morre."[44]

O caos reina por toda a parte, e chegamos a um momento de virada: em substituição à ordem anterior que foi destituída, os perversos que desempenhavam no bordel os papéis do bispo, do juiz e do general, serão chamados a assumir na realidade as funções respectivas que eles encarnavam no bordel. Irma, a cafetina, assume as funções da rainha. Nela, diz Genet, nada é verdadeiro, a não ser suas jóias. Eis alguém que passou ao puro estado de símbolo, sublinha Lacan.

O delegado de polícia, na expectativa do evento que confirmaria sua grandeza, mas sabendo que a despeito disso ele representa o poder e a ordem, consulta aqueles que o cercam se seria adequado para ele adotar um tipo de uniforme, símbolo de sua função. Ele propõe aparecer sob a forma de um falo gigante, feito de borracha.[45]

Nesse momento, uma notícia irrompe: alguém, um tal de Roger, pediu tudo o que era necessário para se fantasiar de delegado de polícia. Em meio à comoção geral, os personagens passam para uma sala onde, através de um espelho falso, podem contemplar a cena em que Roger veste sua fantasia. Esta cena se passa em um salão chamado "do Mausoléu", onde a parceira de Roger lhe diz: "Você é o primeiro, está inaugurando esse salão, mas sabe, os cenários são todos redutíveis a um tema maior... Que é? A morte."[46]

No final, Roger toma uma faca e se castra, vindo a morrer de sua ferida. O delegado de polícia leva sua mão à própria braguilha, e fica aliviado ao constatar que ele próprio está intacto. Ele diz: "Se, em cada bordel do mundo inteiro, minha imagem está castrada, eu próprio estou intacto."

O uniforme fálico que o delegado de polícia tinha proposto tornou-se agora inútil. O falo, com a condição precisamente do evento da castração, é novamente promovido ao estado de significante, afirma Lacan. Esta promoção é claramente demonstrada pelas palavras de Roger: "Não tem importância, pois eu só devo ter realidade na realidade de suas frases." É interessante notar que é no Salão do Mausoléu, onde Roger é posto em relação com a morte, que a ordem simbólica será reinstaurada.

Os personagens se dispersam, cada um volta para casa, o dia começa a raiar, as prostitutas apagam as luzes e fecham as janelas. "Daqui a pouco, será preciso recomeçar... Acender as luzes novamente... Vestir-se... Redistribuir os papéis..." É assim que a comédia termina.

****

Queremos explorar este exemplo num sentido diferente daquele que Lacan utiliza. Vemos uma relação estreita entre esse texto e a metáfora teatral que tem nos ocupado. As diferenças, entretanto, vão permitir o enriquecimento de nossas observações. A cena que nos surpreende mais é a de Roger no "Mausoléu". Aqui, como em nossa metáfora teatral, trata-se de uma cena em que o sujeito se dá em espetáculo, com uma parceira complacente, diante de espectadores que estão por trás do espelho falso, portanto, invisíveis para ele. Esse espetáculo é dado para gozo do delegado de polícia, de quem o sujeito toma o semblante, as insígnias fálicas. Isto desemboca na castração real do sujeito, forma de matar seu próprio desejo para que o Outro permaneça intacto, pronto para gozar. Enfim, é a morte que cai sobre o sujeito. De fato, a partir do momento em que aceita o jogo, ele sabe qual é a única saída: terá que assumir seu papel até a morte. Ele foi prevenido de que todos os cenários possíveis desembocam na morte – mas faz questão de continuar em sua identificação fálica. Roger sacrificou sua vida para transferir ao Outro o seu gozo.

Isso vai ainda mais longe do que o que observamos na comédia "egóica". A identificação que está em jogo é aquela ao próprio órgão, todo inteiro, todo real. Lembremo-nos de que o chefe de polícia estava a ponto de revestir a forma desse próprio órgão gigante, imenso, em ereção, quando Roger veio tomar o seu lugar. Ao fazê-lo, a castração que esse último sofre só pode ser a castração real. Se a peça termina em comédia para o delegado de políia – tudo volta à ordem, tudo termina bem para ele –, do lado de Roger trata-se mais de uma tragédia individual: a procura, até o último ato, de uma estratégia que se confunde com o destino e que aniquila o sujeito. Talvez seja nesse mesmo registro que Lacan veio a comentar a morte do Homem dos Ratos sobre o campo de batalha. Esta não é a única analogia dessa peça com aquela história clínica: o delegado de polícia nos evoca a figura do Mestre obsceno, onde podemos igualmente situar o capitão cruel.

O teatro de Jean Genet vai mais longe ainda sobre um ponto: desde que tem lugar o evanescimento último do símbolo, é a presença real do falo que é evocada, e um gozo feroz e destemperado abate-se sobre a cena. Esse gozo é propriamente excessivo para o sujeito Roger – assim que tenta adquirir mestria sobre ele, colocá-lo em cena, passar ao ato, o gozo o ultrapassa completamente, com as conseqüências funestas das quais sabemos. O delegado de polícia, mestre obsceno em uma posição mais para perversa, não se deixa dividir e sai-se bastante bem.

A PRAÇA REAL, DE PIERRE CORNEILLE

Para continuar a desfilar nossa metáfora teatral e a fim de situar a "transferência de gozo", a peça de Pierre Corneille *La place Royale*[47] nos faz encontrar no personagem de Alidor um bom exemplo da estratégia do sujeito obsessivo. Não queremos, como já foi dito, fazer um diagnóstico sobre um personagem literário, mas simplesmente clarear certas características da estrutura obsessiva através do reflexo da condição humana que uma obra de arte soube cristalizar.

Esse comentário – especialmente no que diz respeito à transferência de gozo ao outro – poderia ter sido escrito a partir de *Cyrano de Bergerac*, de Jean Rostand. Preferimos entretanto a exploração de um texto menos freqüentemente examinado.

O roteiro da peça pode ser resumido brevemente. A cena é em Paris, praça Real (atual Place des Vosges). Alidor, o amante de Angélique, quer se desembaraçar dela, a despeito do amor que lhe dedica, de forma a reencontrar sua liberdade. Tem a intenção de oferecer Angélique a seu amigo Cléandre, igualmente apaixonado pela bela. Alidor força a ruptura fazendo chegar às mãos de Angélique uma falsa carta onde ele declara seu amor por outra mulher (Clarine), e envia Cléandre a seu encontro, a fim de que esse último possa se aproveitar do momento de desespero da jovem. Cléandre é, entretanto, retido por Lysis, que manobra em favor de seu irmão Doraste, ele também apaixonado por Angélique. Doraste antecipa-se assim a Cléandre e consegue arrancar de Angélique uma promessa de casamento. Um baile será dado na mesma noite para anunciar o noivado, e a cerimônia de casamento terá lugar no dia seguinte. Ao ficar sabendo da novidade, Alidor tenta anular seu ato e reconciliar-se com Angélique, de forma a retardar o desenlace e oferecer uma nova chance a Cléandre. Ele recorre à chantagem de suicídio e Angélique cede. Entretanto, para preservar sua reputação, ela propõe que Alidor organize o seu rapto durante o baile, deixando no quarto dela uma promessa escrita de casamento, endereçada aos pais dela. Alidor aparentemente concorda, mas na verdade ele previne Cléandre, para que esse último rapte a moça em seu lugar. Chegada a noite, ele envia a Angélique uma promessa de casamento que na verdade havia sido escrita por Cléandre. Ela vai para seu quarto para depositar lá a promessa, sem lê-la. Phylis, que tinha notado a dupla de conspiradores, deixa o salão de baile para desfazer o estratagema. Na penumbra da rua, Alidor toma Phylis por Angélique e dá o sinal a Cléandre, que a rapta e foge, sem aperceber-se de seu erro.

Alidor fica, lamentando desde já o que acaba de fazer, quando Angélique se apresenta, a fim de ser raptada. Alidor se dá conta de seu erro e diz a Angélique que seus capangas já tinham raptado outra pessoa – mas não menciona o papel de Cléandre. Nesse meio tempo Doraste, que tinha encontrado a promessa de casamento, desce com seus companheiros para perseguir o casal de fugitivos. Alidor escapa mas Doraste consegue pegar Angélique. Ela lhe confirma seu amor por Alidor, mas Doraste mostra-lhe a promessa de casamento assinada por Cléandre. Angélique dá-se conta então de que foi enganada, e decide terminar seus dias em um convento. Cléandre, no final das contas, descobre que Phylis lhe agrada, e resolve confirmar o rapto e tomá-la por esposa. Doraste e os pais de Phylis concordam, ainda mais porque

Cléandre é rico. Este último aconselha Alidor a fazer as pazes com Angélique. Alidor volta, e Doraste cede-lhe igualmente seus direitos. Angélique, entretanto, recusa-se a reconciliar-se com ele e confirma sua intenção de partir para o convento. Alidor, na cena final, diz-se em todo caso contente de ter reencontrado sua liberdade.

Das passagens que nos interessam, comecemos pelo primeiro diálogo entre Alidor e Cléandre, onde o primeiro queixa-se do amor excessivo de Angélique e dos efeitos que isso provoca nele:

Ce n'est qu'en m'aimant trop qu'elle me fait mourir;
Un moment de froideur, et je pourrais guérir; ...
Accablé de faveurs à mon repos fatales,
Sitôt qu'elle voit jour à d'innocents plaisirs,
Je vois qu'elle devine et prévient mes désirs; ...*

Alidor parece dizer textualmente que o objeto, tornado disponível demais, não lhe interessa mais – desde que o obtém, seu desejo cessa. Não é que ele não a ame mais, mas quer tornar esse objeto impossível de novo:

Puisqu'elle me plaît trop, il me faut lui déplaire.
Tant que j'aurai chez elle encor le moindre accès,

---

* *La place Royal*, ato I, cena IV, p.485-8. É só me amando muito que ela me faz morrer; um momento de frieza, e eu poderia me curar; sobrecarregado de favores fatais ao meu repouso, assim que ela vê inocentes prazeres aparecerem, eu vejo que ela adivinha e prevê meus desejos.

*Mes desseins de guérir n'auront point de succès.**

Em seguida, ele nos informa sobre o ódio que sente por seu objeto de amor, que lhe subtrai sua liberdade e que o tornou dependente. Ele afirma sua vontade de maestria e sua intenção de fazer primar a razão sobre o desejo – posições que encontramos freqüentemente nos obsessivos:

Il ne faut point servir d'objet qui nous possède;
Il ne faut point nourrir d'amour qui ne nous cède;
Je le hais, s'il me force: et quand j'aime, je veux
Que de ma volonté dépendent tous mes voeux;
Que mon feu m'obéisse, au lieu de me contraindre;
Que je puisse à mon gré l'enflammer et l'éteindre,
Et toujours en état de disposer de moi,
*Donner, quand il me plaît, et retirer ma foi.**

---

* Já que ela me agrada demais, é preciso que eu a desagrade. Enquanto eu tiver com ela ainda o menor acesso, minhas aspirações de cura não terão nenhum sucesso.

* Não se deve servir a um objeto que nos possui; não se deve nutrir um amor que não nos cede; eu o odeio, se ele me força: e quando eu amo, eu quero que minha vontade dependa de meus desígnios, que meu fogo me obedeça, em lugar de me constranger; que eu possa ao meu grado enflamá-lo e apagá-lo, e sempre em estado de poder dispor de mim, dar, quando me agradar, e retirar minha fé.

É aí que ele oferece Angélique a seu amigo Cléandre – o desdobramento que ele manifesta a respeito do pequeno outro, sua imagem especular, é verdadeiramente notável:

A moi ne tiendra pas que la beauté que j'aime
Ne me quitte bientôt pour un autre moi-même. ...
Ami, soupçon à part, et sans plus de réplique,
Si tu veux en ma place être aimé d'Angélique,
Allons tout de ce pas ensemble imaginer
*Les moyens de la perdre et de te la donner.**

Esse desdobramento é ainda mais nítido quando Cléandre está prestes a fracassar em proveito de Doraste*⁻eis como reage Alidor:

... je vois, près du but où je voulais prétendre,
Les fruits de mon travail n'être pas pour Cléandre!
A ces conditions mon bonheur me déplaît.
*Je ne puis être heureux, si Cléandre ne l'est.**

---

* Eu não me importarei que a beleza que amo me deixe em breve por um outro eu. Amigo, suspeitas à parte, e sem mais réplica, se tu queres em meu lugar ser amado por Angélique, vamos logo juntos imaginar os meios de perdê-la e de dá-la a ti.

* Ato III, cena IV, página 503.

* Vejo, perto do objetivo que eu pretendia alcançar, que os frutos de meu trabalho não são para Cléandre! Nessas condições minha felicidade não me agrada. Eu não posso ficar feliz, se Cléandre não o for.

Entretanto, Alidor, agora que Angélique lhe escapa, mostra-se já mais inflamado e começa a se arrepender do que fez:

Malgré tout mon amour, prendre un orgueil farouche,
L'adorer dans le coeur, et l'outrager de bouche;
J'ai souffert ce supplice, et me suis feint léger,
De honte et de dépit de ne pouvoir changer.*

Este último verso nos mostra a ponta de obediência automática a um comando já traçado, que seu ato deixa entrever. Assim que se decide a reconquistar a bela, Alidor volta a duvidar, mas sente-se empurrado pela promessa feita ao outro, que toma o peso de uma dívida:

Mais reprendre un amour dont je veux me défaire,
Qu'est-ce qu'à mes desseins un chemin tout contraire?
Allons-y toutefois, puisque je l'ai promis:
Et que la peine est douce à qui sert ses amis.*

---

* Apesar de todo o meu amor, tomar um orgulho feroz, adorá-la no coração e ultrajá-la de boca, eu sofri este suplício, e me senti ligeiramente desmaiado, de vergonha e de despeito de não poder mudar.

* Mas retomar um amor do qual eu quero me desfazer, não seria para os meus desígnios um caminho completamente contrário? Continuemos pois, já que eu o prometi: a pena é doce para quem serve os amigos.

Segue-se a cena na qual Alidor tenta anular seu ato,[*] fazendo de forma com que nunca tenha acontecido – "*Que je vous fus fidèle en dépit de ma lettre*" (que eu tenha sido fiel a despeito de minha carta), "*Que Clarine vous dise, à la première vue, si jamais de mon change elle s'est aperçue*" (Que Clarine vos diga, à primeira vista, se ela se apercebeu jamais de minha mudança) etc., etc.

Concentremo-nos cena do rapto, cheia de passagens significativas.[*] Trata-se do monólogo de Alidor, onde encontramos o desdobramento, e por tabela, a transferência de gozo...

Je vais faire un ami possesseur de mon bien:
Aussi dans son bonheur je rencontre le mien.[*]

... o ódio pelo objeto...

Que lui fais-je, après tout, qu'elle n'ait mérité,
Pour avoir, malgré moi, fait ma captivité?[*]

---

[*] Ato III, cena VI, páginas 505-6.

[*] Ato IV, cena I, páginas 510-11.

[*] Farei de um amigo o possuidor de meu bem, assim em sua felicidade eu reencontrarei a minha.

[*] Que estou fazendo a ela, afinal, que ela não tenha merecido, por ter, malgrado eu, provocado meu cativeiro?

... o apagamento antecipado tanto do ganho quanto da perda...

Je soupçonne déjà mon dessein d'injustice,

Et je doute s'il est ou raison ou caprice.

Je crains un pire mal après ma guérison,

*Et d'aller au supplice en rompant ma prison.**

... a dúvida... (e ainda mais notável, o desejo de neutralidade e equilíbrio entre dois campos)...

Alidor, tu consens qu'un autre la possède!

Tu t'exposes sans crainte à des maux sans remède!

Ne romps point les effets de son intention,

Et laisse un libre cours à ton affection.

Fais ce beau coup pour toi; suis l'ardeur qui te presse.

Mais trahir un ami! mais trahir ta maîtresse!

Je n'en veux obliger pas un à me haïr

Et ne sais qui des deux, ou servir, ou trahir.

Quoi! je balance encore, je m'arrête, je doute!

*Mes résolutions, qui vous met en déroute?**

---

* Eu já suspeito que meu destino seja injustiça, e tenho dúvidas se ele é razão ou capricho. Temo um mal maior após minha cura, e temo ir ao suplício rompendo minha prisão.

* Alidor, tu consentes que um outro a possua! Tu te expões sem receio a males sem remédio! Não rompa os efeitos de tua intenção, e deixa livre curso à tua afeição. Faça por ti mesmo este belo golpe; siga o ardor que te empurra. Mas trair um amigo! Mas

... e enfim, a oblatividade e a vontade de mestria de seus próprios desejos, tomando apoio sobre a força do ego:

J'ai l'esprit assez fort pour combattre un visage.

Ce coup n'est qu'un effet de générosité,

Et je ne suis honteux que d'en avoir douté.

Amour, que ton pouvoir tâche en vain de paraître.

Fuis, petit insolent, je veux être le maître,

Il ne sera pas dit qu'un homme tel que moi,

*En dépit qu'il en ait, obéisse à la loi.**

Algumas cenas adiante,* encontramos o efeito da imagem especular:

Mais puisqu'au lieu de moi je lui donne un ami,

---

trair tua amante! Eu não quero obrigar ninguém a odiar-me e não sei qual dos dois, ou servir, ou trair. Qual! Eu balanço ainda, eu paro, eu duvido! Minhas resoluções, quem vos extravia?

* Tenho o espírito forte o bastante para combater um rosto. Este golpe é só um efeito de generosidade, e só tenho vergonha de ter tido dúvidas. Amor, que teu poder trate em vão de aparecer. Fuja, pequeno insolente, eu quero ser o mestre, não se dirá que um homem como eu, a despeito de te-lo, obedeça à lei.

* Ato IV, cena III, página 513. Mas já que no meu lugar eu lhe dou um amigo, afinal de contas, isso só é enganá-la pela metade.

A tout prendre, ce n'est la tromper qu'à demi.

Uma passagem interessante: desde que o rapto tem lugar (Alidor crê ainda que se trata verdadeiramente de Angélique), desde que o outro especular (Cléandre) age dando mostra de seu desejo, a mulher recupera logo, aos olhos de Alidor, seu lugar de objeto desejável, tendo recebido a transfusão fálica do desejo de seu amigo:[*]

On l'enlève, et mon coeur, surpris d'un vain regret,

Fait à ma perfidie un reproche secret;

Il tient pour Angélique, il la suit, le rebelle!

Parmi mes trahisons il veut être fidèle;

Je le sens, malgré moi, de nouveaux feux épris,

Refuser de ma main sa franchise à ce prix,

Désavouer mon crime, et pour mieux s'en défendre,

Me demander son bien, que je cède à Cléandre.[*]

---

[*] À maneira de Hamlet diante da tumba de Ofélia (Ato V, cena primeira), mulher que recupera aos seus olhos seu valor fálico assim que Laertes, o outro especular, começa a lamentar a sua morte.

[*] A raptam, e meu coração, surpreso por um vão remorso, faz à minha perfídia uma admoestação secreta; ele gosta de Angélique, ele a segue, o rebelde! Entre minhas traições ele quer ser fiel; eu o sinto, malgrado eu, de novos fogos tomado, recusar de minha mão sua franquia a este preço, desmentir meu crime, e para melhor se defender dele, pedir-me seu bem, que eu cedo a Cléandre.

Esta passagem põe em foco um outro aspecto desse desdobramento: o "sujeito"* torna-se o espectador dele próprio, sendo, na verdade, dividido pelo seu próprio desejo, sentindo seu desejo como estrangeiro, desejo do Outro. Logo em seguida ele se pergunta – é extraordinário! – a qual mandamento ele deve obedecer. Leiamos:

Hélas! qui me prescrit cette brutale loi
De payer tant d'amour avec si peu de foi? *

Nesse momento, o "sujeito" procura ainda mais claramente anular seu ato, por meio de um ato contrário, invertido:*

Juge, juge, Alidor, en quelle extrémité
La va précipiter ton infidélité.
Ecoute tes soupirs, considère ses larmes,
Laisse-toi vaincre enfin à de si fortes armes;
Et va voir si Cléandre, à qui tu sers d'appui,
Pourra faire pour toi ce que tu fais pour lui. *

---

* Que pena! Quem me prescreve esta lei brutal de pagar tanto amor com tão pouca fé?
* Não nos esqueçamos que se trata de um personagem e não de um sujeito – utilizamos esse termo com fins de clareza.

* Isto não deixa de nos lembrar o Homem dos Ratos e a sequência em que ele retira a pedra, e depois a repõe no lugar, sobre o caminho por onde deverá passar a dama dos seus pensamentos. Sigmund Freud, "Nota sobre um caso de neurose obsessiva" ESB, vol.10, p.193.

* Julgue, julgue, Alidor, em que extremo vai precipitá-la tua infidelidade. Escuta teus

O quinto ato* nos oferece um exemplo admirável de uma relação especular. Alidor refere-se a Cléandre:

Ses plus ardents désirs se règlent sur mes voeux:
Il accepte Angélique, et la rend quand je veux;
Quand je tâche à la perdre, il meurt de m'en défaire;
Quand je l'aime, elle cesse aussitôt de lui plaire.
Mon coeur prêt à guérir, le sien se trouve atteint;
Et mon feu rallumé, le sien se trouve éteint:
Il aime quand je quitte, il quitte alors que j'aime;
*Et sans être rivaux, nous aimons en lieu même.**

A anulação ataca mais uma vez quando Alidor quer desfazer o que acaba de tramar – a falsa promessa de casamento:*

---

suspiros, considera suas lágrimas, deixa-te vencer enfim por tão fortes armas; e vai ver se Cléandre, a quem tu serves de apoio, poderá fazer por ti o que tu fazes por ele.

* Ato V, cena III, p.523-4.

* Seus mais ardentes desejos regulam-se sobre meus votos: ele aceita Angélique, e a devolve quando eu quero; quando eu trato de perd6e-la, ele morre para me desfazer; quando eu a amo, ele cessa imediatamente de se queixar. Meu coração prestes a se curar, e o seu encontra-se atingido; e meu fogo reaceso, o seu encontra-se apagado: ele ama quando desisto, ele desiste quando eu amo; e ser termos rivais, nós em lugar disso amamos.

* Ibid.. Entremos, seja o que for, com espírito resoluto; subtraiamos de seus olhos o

Entrons, quoi qu'il en soit, d'un esprit résolu;
Dérobons à ses yeux le témoin de mon crime.

Enfim, a última cena* nos dá ocasião de assistir claramente ao "não desejo" ao qual – do qual esses exemplos são tão eloqüentes que podemos facilmente passar sem comentários, além dos pontos de referência que já indicamos. Alidor aspira, mas igualmente sua estratégia de reforçar o eu e subtrair-se no momento em que esse desejo ameaça tornar-se possível. É raro que a literatura nos dê um exemplo tão nítido de uma estratégia obsessiva!

Je cesse d'espérer et commence de vivre;
Je vis dorénavant, puisque je vis à moi;
Et quelques doux assauts qu'un autre objet me livre,
C'est de moi seulement que je prendrai la loi.
Beautés, ne pensez point à rallumer ma flamme;
Vos regards ne sauraient asservir ma raison;
Et ce sera beaucoup emporté sur mon âme,
S'ils me font curieux d'apprendre votre nom.
Nous feindrons toutefois, pour nous donner carrière,
Et pour mieux déguiser nous en prendrons un peu;
Mais nous saurons toujours rebrousser en arrière,

---

testemunho de meu crime.

* Ato V, cena VIII, p.531.

Et quand il nous plaira nous retirer du jeu.[*]

Para concluir, nada melhor do que os quatro últimos versos da peça: a mulher tornou-se o objeto impossível por excelência, e a transferência de gozo, destinada a um outro imaginário, acaba sendo endereçada ao Grande Outro:

Ravi qu'aucun n'en ait ce que j'ai pu prétendre,
Puisqu'elle dit au monde un éternel adieu,
Comme je la donnais sans regret à Cléandre,
Je verrai sans regret qu'elle se donne à Dieu.[*]

UM CURTO EXEMPLO EM FERNANDO PESSOA

Falamos acima do "não-desejo" de Alidor. Encontramos em Fernando Pessoa um poema intitulado "A falência do prazer e do

---

[*] Eu deixo de esperar e começo a viver; eu vivo doravante, já que vivo sozinho; e mesmo que um outro objeto me dirija doces assaltos, é só de mim mesmo que tomarei a lei. Beldades, não penseis em reacender minha chama, vossos olhares não conseguiriam assujeitar minha razão; e será tomar muito a melhor sobre minha alma, se eles me tornarem curiosos de saber vossos nomes. Nós fingiremos entretanto, para nos dar uma carreira, e para melhor disfarçar tomaremos um pouco disso; mas saberemos sempre recuar, e quando nos agradar, retirarmo-nos do jogo.

[*] Feliz que ninguém tenha tido o que pude pretender, já que ela diz ao mundo um eterno adeus, como eu a dava sem remorso a Cléandre, eu verei sem remorso que ela se dê a Deus.

amor"[48] (trata-se de parte dos "Poemas dramáticos", *Primeiro Fausto*, terceiro tema, os quais Pessoa não assinou com um de seus heterônimos), que poderia nos fornecer um outro exemplo do horror que o amor desperta no obsessivo, naquilo que ele acarreta de perda de controle, e de como o desejo sofre uma anulação para que seu objeto permaneça impossível e não venha a se tornar objeto do amor. Vejamos a estrofe IX desse poema:

Ó horror metafísico de ti!
Sentido pelo instinto, não na mente!
Vil metafísica do horror da carne,
Medo do amor...
Entre o teu corpo e o meu desejo dele
'Stá o abismo de seres consciente;
Pudesse-te eu amar sem que existisses
E possuir-te sem que ali estivesses!

A estrofe XIV também é significativa em termos de desdobramento e contabilidade do gozo:

Não me concebo amando, nem dizendo
A alguém "eu te amo" – sem que me conceba
Com uma outra alma que não é a minha
Toda a expansão e transfusão de vida
Me horroriza, como a avaro a idéia
De gastar e gastar inutilmente –
Inda que no gastar se extraia gozo.

Mais adiante, estrofe XVII:

O amor causa-me horror; é abandono,

Intimidade...

...Não sei ser inconsciente

E tenho para tudo

A consciência, o pensamento aberto

Tornando-o impossível.

E finalmente, estrofe XX:

"É isto o amor? Só isto?

Sinto ânsias, desejos,

Mas não com meu ser todo. Alguma cousa

No íntimo meu, alguma cousa li

- Fria, pesada, muda – permanece."

CAPÍTULO 5 - O SIGNIFICANTE E O GOZO NO HOMEM DOS RATOS

Vamos mais uma vez utilizar um último exemplo clínico, que nos servirá para trazer algumas precisões deixadas em suspenso nos capítulos anteriores, tal como o nó especial entre sentido e gozo. Então, nada melhor que abordar a referência clínica principal da neurose obsessiva: o Homem dos Ratos. Vamos fazê-lo a partir do manuscrito no qual Freud anotou suas observações das sessões da análise do paciente, texto que nos traz um testemunho bem vivo, útil para a demonstração de alguns pontos que nos ocuparão neste capítulo.

Quando falamos do geral e do particular na clínica, dizemos que o que encontramos de mais específico em um sujeito qualquer é o seu próprio modo de gozo. É por aí que vamos perceber como um determinado sujeito pôs em jogo a sua estrutura. A partir daí, as diferenças entre um sujeito obsessivo e um outro serão mais evidentes do que as semelhanças.

Além do mais, frisamos um certo número de estratégias subjetivas que podemos encontrar na clínica quando estamos diante de um obsessivo, aquelas por exemplo do logro ou da proeza. Ora, o Homem dos Ratos não se encaixa forçosamente nessas categorias, e alguns de seus sintomas seriam difíceis de compreender se nos apegássemos à falsa idéia de pensar que todo sujeito obsessivo deve responder à demanda do Outro segundo as mesmas modalidades.

Freud, nos textos metapsicológicos e em "Inibição, sintoma, angústia", propôs alguns enunciados importantes a respeito do fracasso do recalque e do investimento do pensamento, o que vai de par com a noção lacaniana da dupla relação do sujeito obsessivo com o significante, enquanto lei e enquanto letra. Pode-se também, com Lacan, falar do sentido enquanto resposta do imaginário ao simbólico, numa busca da consistência do ser. O que faremos agora é uma tentativa de ilustrar clinicamente essas estratégias do sujeito.

Comecemos por examinar, no Homem dos Ratos, como podemos deduzir essa dupla relação com o simbólico. Verificamos várias vezes que o Outro, na neurose obsessiva, corresponde ao pai morto. Certo, isto é verdade, mas não é tudo. Podemos introduzir o Outro independentemente do pai. É preciso ultrapassar esse Outro da estrutura edípica e chegar justamente para-além do Édipo, para pensar também no Outro do inconsciente, o Outro do significante. Para isso, devemos fazer a disjunção entre lei e letra.

Por um lado, o Homem dos Ratos sucumbe sob o peso do significante, sob a lei do pai. Ele é até mesmo esmagado por alguns enunciados do pai. Por outro lado, ele tira do significante um certo gozo. Vejamos alguns exemplos.[1] O significante é logo de início colocado como pertencendo ao campo do Outro todo-poderoso, e os próprios enunciados do sujeito lhe escapam: "Eu tive a idéia malsã de que meus pais conheciam meus pensamentos, o que eu me explicava supondo que eu os pronunciava em voz alta, mas sem escutá-los eu mesmo."

O significante tem a força de comandar o sujeito e de determinar seu destino, seus atos e seu próprio pensamento. Encontramos vários exemplos: quando escutou pedaços de conversas, "ele tomou este fato como uma profecia". Naquilo que o Homem dos Ratos chama de suas "premonições", há sempre um significante que o impressiona, conforme o episódio da biblioteca com o título *Flegeljahre*. Os enunciados do Outro estão na origem de uma compulsão a pensar: "Seu terror foi grande quando aquele [o capitão cruel] mencionou o Dr. Adler, no que ele acreditou ver, uma vez mais, a intervenção do destino. Sua prima, de fato, chama-se Adler, então ele logo pensou que, com a enunciação do nome Adler, ele seria obrigado a pensar nela." Quanto a seu destino, não seria nem preciso relembrar o episódio tão conhecido no qual seu pai formula a sentença: "Esse menino será um grande homem ou então um grande criminoso."[2] Ou então, no mesmo sentido, este outro enunciado do pai: "um dia o botão de flor não deixará de desabrochar em você."[3] Acrescentemos ainda a marca que seu desejo recebe do Outro pela via do significante: ele apaixona-se por sua prima justamente ao ouvir sua irmã falar do belo corpo dela. Isso nos recorda o modo como Páris se apaixona por Helena, ao escutar de Vênus o elogio à beleza daquela.

Ora, esse paciente assujeitado, submetido ao significante, não deixa de se rebelar e de dar provas de intolerância com essa lei do pai veiculada pelas palavras. Isso lhe parece ainda mais penoso quando a posição do pai enquanto gozador deixa-se entrever por seus enunciados: "seu pai era de bom grado vulgar e gostava muito de palavras como "cu" e "merda". (É interessante observar que aí o gozo está reservado ao pai, e quando o sujeito quer servir-se dele, a lei paterna intervém de forma despótica: ele tenta imitar o pai e usar a palavra "cu" – "isso lhe teria valido o castigo mais severo da parte de seu pai, se sua mãe não o tivesse salvo"). Ver igualmente o episódio no qual o pai diz, saindo do quarto de sua irmã Olga: "Essa menina tem mesmo um cu de pedra."[4] O paciente deduz daí confusamente uma espécie de gozo sexual do pai e faz a associação com um estupro. Esses episódios de uma vulgaridade exibida provocam várias vezes a cólera do paciente em relação a seu pai.[5] De fato, o sujeito vê-se reduzido, aniquilado em sua insuficiência, pelas imprecações do pai, e é contra essa alienação que ele se rebela.

Esse pai obsceno perturba o uso que o paciente poderia fazer do significante como justamente aquilo que faz limite ao gozo. Vemos aí a expressão daquilo que comentamos antes: o gozo infiltra a própria defesa. No Homem dos Ratos, isto é transparente. Quando o sujeito vai se afastar da obscenidade através do Ideal, esse gozo faz retorno. Ele não pode gozar em paz de seu Ideal sem que a obscenidade venha a imiscuir-se: "Cada vez alguma coisa vulgar sujava os momento belos ou alegres. ... A masturbação ... era provocada por momentos particularmente belos que ele vivia ou por belas passagens que lia. Assim, por exemplo, durante uma tarde deliciosa na qual tinha escutado um instrumento de sopro soar maravilhosamente na rua Teinfal, até o momento em que um policial o proibiu, provavelmente invocando algum velho decreto da corte proibindo soar instrumentos de sopro na rua. Uma outra vez, quando lia, em *Wahrheit und Dichtung*,[6] como Goethe, num transbordar de ternura, tinha se liberado dos efeitos de uma maldição que uma apaixonada tinha proferido contra quem beijasse os lábios do poeta: por muito tempo, como supersticiosamente, ele se tinha deixado reter por essa maldição, mas um dia, quebrando seus entraves, ele cobriu de beijos sua bem amada. ... Coisa incrível, nesse momento ele se masturbou."

O caráter de desafio à lei paterna e à interdição do gozo é patente nesses dois fragmentos. (Aliás, a masturbação no Homem dos Ratos adquire o sentido de desafiar o pai morto, conforme o episódio do espelho com o fantasma do pai à porta). Mais além dessa dimensão, vemos que uma certa recuperação do gozo abre-se ao sujeito justamente pela via do significante. É o que o faz levar esse desafio até a degradação do próprio significante paterno, para desposar o gozo obsceno contido nas injúrias. Mais uma vez, os exemplos são numerosos, alguns deles retornando igualmente na transferência: "filho da puta", "filho de uma macaca caolha" (eis aí que o pai é bem rebaixado...); "Eu cago nisso"[7] (expressão que vem em resposta aos elogios que Freud lhe dirige); "Vinte coroas são mais do que suficientes para o *Parch*"[8] (ele refere-se aos honorários de Freud); as fantasias obscenas a respeito da filha de Freud – "Traga o *Miessnik* para que eu a lamba", e finalmente o trocadilho com o nome do analista – *Freudenhaus-Mädchen*[9] (filha/moça de casa de alegria/casa de tolerância) – significante que acopla a degradação do pai e o rebaixamento do objeto de desejo, o que vai desembocar um pouco mais tarde no sonho bem conhecido em que ele vê a filha de Freud com placas de estrume no lugar dos olhos.[10]

De fato, o gozo compulsivo do paciente está amarrado a enunciados que desvalorizam a função fálica – ver a esse respeito as associações "Rabo de rato-rabo"[11] e "rato-verme-pênis". Eis aqui um outro sonho muito eloqüente do qual já falamos para ilustrar a degradação do falo em excremento: "Ele está deitado de costas sobre uma jovem (minha filha) e copula com ela por meio dos excrementos que pendem de seu ânus."[12] Voltaremos em breve a essa questão.

Falemos agora do significante em sua materialidade, enquanto letra. Certas passagens do Diário nos levam a perceber toda a dimensão de alteridade que o significante toma no Homem dos Ratos, e o esforço que ele faz para reencontrar aí o sentido, para ter acesso a certa consistência de seu ser diante dessa opacidade – esforço que aliás não é bem-sucedido. Eis aqui por exemplo um sonho que parece explicitar esta relação:[13] "Ele discute um tópico abstrato com Anna II. Subitamente, a imagem do sonho se dissipa, e diante dele aparece uma grande máquina feita de um número tão extraordinário de rodas que ele fica impressionado com sua complexidade."

Esse mesmo estado de ficar impressionado diante da linguagem, num correlato da busca do sentido, repete-se neste fragmento: "Compulsão a compreender: ele forçava-se a compreender exatamente todas as sílabas que eram pronunciadas diante dele, como se um grande tesouro arriscasse escapar-lhe. É porque ele não parava de perguntar: 'O que você disse?', e, quando a gente repetia para ele, parecia-lhe que a primeira vez isso tinha soado diferente, e ele ficava muito importuno."[14]

O sentido e a materialidade das palavras desempenham também um papel na questão sobre a existência que o sujeito evoca:

"Que significa então morrer? Como se o som da palavra devesse dizê-lo!"[15] Todo o peso opaco do significante é expresso por compulsões e fantasias bem concretas, que dizem igualmente do insuportável do gozo que está preso aí: "Ele já tinha tido a idéia de se fazer um buraco na cabeça em forma de funil para deixar escorrer de seu cérebro a parte doente, que em seguida seria substituída de uma forma ou de outra."[16] Conforme também a compulsão de cortar a própria garganta:[17] nós a lemos no sentido de separar do corpo a cabeça, sede do pensamento.

Essa materialidade da letra traz ao sujeito, igualmente, uma modalidade de gozo (ou melhor, uma forma de dominar este gozo), via investimento do pensamento. Nós a vemos em ação na repetição das fórmulas e na relação do paciente com a questão do intervalo significante, conforme a fórmula jaculatória *Glejisamen*,[18] e também o que Freud assinala como a "compulsão freqüente de contar: por exemplo, a idéia de ter de contar 40 ou 50 entre o relâmpago e o trovão".[19] Falamos da passagem de S_1 a S_2: a compulsão de contar nos diz da tentativa do sujeito de dominar o deslocamento do significante, para moer o gozo na metonímia do desejo.

A estrutura da neurose obsessiva presta-se bem a essa infiltração do gozo que desmancha a defesa, justamente na medida em que a estratégia escolhida pelo sujeito só pode fracassar: o intervalo entre S_1 e S_2 não poderia jamais ser totalmente preenchido. A tentativa de resolver a questão subjetiva através da cadeia significante obriga o sujeito a pagar um tributo ao simbólico: a neurose obsessiva é o preço dessa impossibilidade.

Examinemos de mais perto a questão do gozo no Homem dos Ratos. A estratégia desse sujeito é inteiramente determinada pela ambigüidade: de sua relação com o gozo, seja enquanto reservado ao Outro, isolado, evitado, proibido; seja enquanto reivindicado e percebido como em falta (o que é, aliás, o correlato da proibição); às vezes passível de ser dominado na metonímia; às vezes fazendo retorno sob forma invasiva. Os impasses que atormentam o sujeito derivam de sua dificuldade para escolher seu campo e definir de uma vez por todas sua posição nele.

O defeito de gozo e sua reivindicação situam-se na vertente do Outro enquanto Pai Morto, e derivam do mito da proibição paterna tão finamente percebido por Freud, que já comentamos em capítulo anterior. Os efeitos fazem-se notar desde a infância do paciente ("se eu vir moças nuas, meu pai deverá morrer" – "pela morte de seu pai ele se tornaria tão rico que ele poderia casar-se") – e em ainda vários outros exemplos, como aquele da relação entre a masturbação e a morte e aquele outro, bem conhecido, do pensamento que sucede o primeiro coito: "Para ter isso, alguém poderia fazer qualquer coisa – por exemplo, assassinar seu próprio pai."

A ausência de gozo é particularmente nítido neste sonho: "Eu atravesso a rua. Há uma pérola no chão. Eu quero abaixar-me para pegá-la, mas cada vez que vou fazê-lo ela desaparece. A cada dois ou três passos ela reaparece. Digo comigo: 'É verdade, você não tem esse direito!'"

Lembremo-nos da expressão que usa freqüentemente para se referir à sua dama: "a pérola entre as moças".[20] Aliás, ele tinha dito a si mesmo que se tivesse dinheiro, compraria um colar de pérolas para ela. Esse sonho nos mostra uma encruzilhada no que toca a seu gozo: ele (gozo) está em falta, está ligado à vertente do significante (já que desaparece e reaparece a cada dois ou três passos); está reservado ao Outro que possui o dinheiro. Isso nos introduz à estranha relação que o paciente tem com o dinheiro: ele não tira proveito de sua herança e deixa todo seu dinheiro para sua mãe, esse dinheiro "que não era bendito"[21] O dinheiro, esse instrumento de gozo, convém deixá-lo isolado no Outro.[22]

Entretanto, já vemos aparecer no horizonte a outra vertente, aquela do retorno desse gozo. O dinheiro participa desse retorno na medida em que se presta bem a essa metonímia infinita "tantos florins, tantos ratos"; "a cada coito, um rato para a prima"; "tantos rabos – coitos – tantos florins". Trata-se aí de mais um exemplo de infiltração desse gozo obsceno que o sujeito não chega a manter no campo do Outro. Isso é análogo ao que dizíamos do Ideal do qual o sujeito não pode gozar em paz: o dinheiro o faz pensar em pagar à sua prima cada coito em florins, fazendo dela uma prostituta. A injúria "puta" faz retorno, trazendo a questão do pai.

Este significante, o dinheiro, participa de outras associações – sobretudo daquelas que carregam a idéia do pecado do pai (a sífilis, a dívida de jogo)[23] e aquelas que falam de uma identificação à ultra-potência fálica, onde o dinheiro é associado ao ideal de estar sempre sexualmente disponível, mesmo logo após o coito.[24]

É interessante notar que ele acaba por não se privar de usar o dinheiro para ter acesso ao gozo fálico (ele sustenta sua costureira), mas maneja para manter este instrumento à distância: "Acontece que em matéria de dinheiro ele teve um comportamento muito inadequado, não tomou notas de nada, de maneira que não pode dizer quanto ela lhe custou por mês." Mas quando cogita de dar um fim a esta situação –

leiamos, quando se decide a enquadrar este gozo – ele traz a contabilidade de volta à cena, e "começa a temer ser materialmente arruinado por ela e dar-lhe aquilo que seria devido à sua bem-amada." A contabilidade desempenha assim o papel de lembrá-lo daquilo que é devido ao Outro – conforme também a questão já citada dos honorários de Freud – e de regulamentar a parte de gozo à qual ele se permite atingir sem risco de um transbordar. O transbordar é justamente o que faz com que este gozo excessivo torne-se insuportável. Freud percebeu isso claramente: "Está claro que ele procura meios para que sua ligação lhe provoquerepugnância, como através do coito interrompido, impotência, doença."

A tentativa de alcançar a mestria do gozo intervém igualmente pelo Ideal, e desemboca no desdobramento de sua vida amorosa – "ele diz que se esforça sempre para separar nitidamente as relações que só existem em função do coito de tudo o que se chama de amor" – e no amor cortês que ele devota à sua dama, "pela qual relegou seu pai ao segundo plano no seu pensamento – ele certamente a amou muito, mas não de uma forma propriamente sensual."[25] Mas ele não consegue se impedir de sujar este Ideal pelo gozo irruptivo dos ratos que deverão invadir o ânus da dama.

De fato, esse paciente, cuja sexualidade é, afora o desdobramento, bastante comum, entrega-se a fantasias perversas (a diferença entre este neurótico e um perverso de verdade – já o mencionamos antes – é que o Homem dos Ratos fica dividido a esse respeito, isso faz sintoma).[26] Este é o seu modo de gozo. Encontramos várias passagens nesse sentido: o episódio infantil onde ele espanca o traseiro de sua irmã,[27] sua agressividade contra as meninas, a excitação que experimenta quanto às nádegas femininas[28] – tudo isso ressignificado *a posteriori*, no episódio já citado da fantasia do estupro de sua irmã por seu pai:[29] ele recebe aí do Outro a marca desse gozo sádico, que não deixa, com efeito, de dividir a ele próprio, conforme o nojo da imagem do traseiro feminino com as larvas de piolho[30] – nojo, é claro, igualmente cheio de gozo, mas justamente de um gozo que parece, para o paciente, estrangeiro.[31]

O problema da fantasia perversa do obsessivo nos coloca a seguinte questão: em que a estrutura obsessiva presta-se a esse parentesco no nível da fantasia? Ora, estimamos que a estratégia de deixar o gozo do lado do Outro já indica este parentesco. Falamos várias vezes de transferência de gozo. A diferença – além daquela já comentada da divisão do sujeito – situa-se talvez no fato de que o obsessivo empurra essa transferência de gozo para-além do pequeno outro, do parceiro, para fazê-la chegar ao grande Outro – arriscamo-nos a dizer que isso decorre de sua relação especial com o Outro do significante, cuja alteridade tão radical só pode fazer do gozo uma mercadoria estrangeira.[32]

Para este sujeito cuja alienação ao significante é um dos fatos principais de sua estrutura, o pequeno outro, o próprio objeto do desejo, só pode ser desdobrado em grande A e pequeno a – e não precisamos apelar à questão do pai para dar conta disso, a linguagem é suficiente. Um último exemplo do desdobramento do objeto e da transferência de gozo nos é fornecido pelo Homem dos Ratos:

> Ele tinha encontrado na rua uma mulher que identificou logo como uma prostituta, ou ao menos, com uma pessoa que tinha relações sexuais com o homem que a acompanhava. Seu sorriso

peculiar despertou nele a idéia bizarra de que sua prima estava naquele corpo e que suas partes genitais estavam colocadas por trás das daquela mulher, de tal forma que ela tirava algum proveito de cada coito. Em seguida a prima, que estava no interior daquela pessoa, inflava de tal forma que fazia explodir a pessoa.[33]

Voltemos, para concluir, à questão da particularidade através da qual o sujeito põe em jogo sua estrutura: não é difícil encontrar pontes que ligam todos esses elementos dos quais acabamos de falar – o traseiro das mulheres, a sujeira, os excrementos, o dinheiro, o rato, e assim por diante – às grandes categorias da neurose obsessiva – o pai morto, a dívida, a degradação do falo etc. Mas, de toda forma, o Homem dos Ratos efetua essa ligação, esse nó, de uma forma que lhe é própria, que é organizada por um certo número de significantes que fazem cruzamento em sua própria história. Sua estratégia é igualmente particular: ela toma sua força principalmente de seu embaraço ao manejar de várias maneiras o seu gozo, não recorrendo especialmente à identificação fálica, como vemos em outros obsessivos. Mais ainda: através dos encontros que ele pode fazer em sua existência, ele recebeu do Outro uma marca única que lhe deixou um modo de gozar igualmente único. Isso aparece até mesmo na assinatura que Freud apõe ao seu caso clínico: o Homem dos Ratos, o homem que goza através dos ratos.

Deixemos aqui nossos exemplos clínicos e literários, e retornemos ao estudo teórico da estratégia obsessiva, o que faremos ao abordar, no próximo capítulo, a questão da temporalidade.

CAPÍTULO 6 – O OBSESSIVO, O TEMPO E A MORTE

Para começar a abordar a questão complexa das relações do sujeito obsessivo com o tempo, vamos seguir a pista que o próprio Lacan nos dá, ao final de seu Seminário 1,[1] citando seu texto sobre "O tempo lógico": "É somente após ter esboçado, um certo número de vezes, saídas imaginárias para fora da prisão do mestre, e isso, segundo certas escansões, segundo um certo *timing*, é somente então, que o obsedado pode realizar o conceito de suas obsessões, quer dizer, o que elas significam. Em cada caso de obsessão, há necessariamente um certo número de escansões temporais, e mesmo signos numéricos. É o que já abordei num artigo sobre "O tempo lógico. O sujeito que pensa o pensamento do outro, vê no outro a imagem e o esboço dos seus próprios movimentos. Ora, cada vez que o outro é exatamente o mesmo que o sujeito, não há outro mestre exceto o mestre absoluto, a morte. Mas é preciso ao escravo um certo tempo para ver isso. Porque ele está bem contente de ser escravo, como todo o mundo."

É certo que esta formulação é antiga – veremos por exemplo o lugar que Lacan dá à verdade neste texto do tempo lógico, que pertence ainda à primeira metade de seu ensino – mas pensamos que ela ainda é válida para ajudar-nos a perceber o problema do tempo no obsessivo. Vejamos então o que podemos tirar deste texto. "O tempo lógico e a asserção de certeza antecipada" – um novo sofisma[2] saiu na revista *Les Cahiers d'Art*, em seu número do pós-guerra, correspondente ao período 1940-44, para responder a um convite do editor da revista, Christian Zernos. Esse texto tomou seu justo lugar nos *Escritos*, porque a originalidade das formulações que ele traz é sublinhada pelo próprio Lacan, quando afirma mais tarde ter conseguido cercar o inconsciente, evasivo por excelência, numa estrutura temporal, o que ninguém tinha articulado até então.

Podemos resumir assim o problema lógico exposto nesse texto. O diretor de uma prisão escolhe três detentos que deverão submeter-se a um teste. Trata-se, em uma sala sem espelho, de colar nas costas de cada prisioneiro um disco tirado de um conjunto composto de três discos brancos e dois pretos. Estando excluída toda possibilidade de comunicação entre eles, o primeiro a transpor a porta tendo deduzido por via lógica (e não por probabilidade) a cor de seu próprio disco será libertado. São colocados discos brancos nas costas de todos os três homens, e eles são deixados na sala. Após um certo tempo, saem todos juntos e declaram-se portadores de discos brancos.

O artigo de Lacan detalha as diversas etapas lógicas que levam os prisioneiros a encontrarem simultaneamente a resposta certa. Nas condições ideais do problema, os três homens são supostamente sujeitos de pura lógica, devnedo então passar pelos mesmos raciocínios ao mesmo tempo. Aprendemos que três tempos e duas escansões suspensivas são necessários para que a conclusão seja correta.

Eis a solução. O primeiro tempo é o "instante do olhar". Este tempo é seguido de uma escansão suspensiva: ninguém sai, tomando por base este único instante – o que aconteceria, evidentemente, se dois dos homens portassem discos negros. Isto faz com que cada prisioneiro, no segundo tempo, chamado "tempo para compreender", formule o seguinte raciocínio: "Vejo dois brancos. Se eu fosse um negro, os outros não tardariam a reconhecer-se brancos. De fato, cada um dos meus dois companheiros que eles, veriam um branco e um preto, teriam podido pensar assim: 'Se eu fosse um preto também, aquele que eu vejo em branco precipitar-se-ia imediatamente para a porta, vendo, ele, dois negros. Ele não o fez, hesitou pelo menos um momentinho, então eu sou branco.' Este raciocínio, que ambos teriam, os faria saírem todos os dois. Já que eles continuam aqui, não tiveram a possibilidade de chegar a esta conclusão, portando, eu sou branco como eles." Fortalecidos por esta compreensão, todos os três dão um passo em direção à porta. Mas param em seguida – segunda escansão suspensiva – porque, para cada um, o movimento dos outros dois coloca em dúvida sua própria cor: cada sujeito pensa que os outros estão partindo justamente porque ele seria efetivamente preto. Mas o fato de que todos os três param juntos precipita o terceiro tempo, o "momento de concluir", porque cada um sabe que, se os outros pararam também, é que eles foram tomados pela mesma dúvida, o que exclui definitivamente a possibilidade de que um dos três homens porte um disco preto – esta segunda hesitação só é efetivamente possível na presença de três brancos. Dessa vez, os três saem juntos, sem a menor incerteza.

Podemos tentar uma leitura desse texto, para aplicá-lo à neurose obsessiva, considerando que esse problema lógico não representa nada além do que o impasse do sujeito em torno da questão de seu ser. De fato, no registro da intersubjetividade e da relação imaginária dual ao pequeno outro, não há resposta, não há saída possível. A intersubjetividade é colocada de início, a partir dos dados do problema. Os três prisioneiros portam discos brancos, sendo todos semelhantes e simétricos. Trata-se de encontrar a resposta à questão do ser do sujeito: nisso que me determina e que eu recebi do Outro, sou branco ou preto? A resposta será procurada a partir da contribuição dos outros sujeitos.

Podemos dizer, de forma metafórica, que os prisioneiros consideram a questão, inicialmente, a partir da realidade psíquica (os dados do problema que fazem acreditar que seja possível haver discos pretos) e do registro imaginário (a utilização da imagem do semelhante e daquilo que é acessível pela percepção visual). Na ausência de discos pretos, o instante do olhar não é suficiente. Na realidade material, eles são todos os três brancos. Quando o sujeito olha o outro, ele está em privação; ele procura o disco negro que poderia salvá-lo, mas o que o outro lhe apresenta é uma falta, um disco branco, o outro também estando privado de um disco preto. O sujeito entra então em uma modulação de relações de reciprocidade e, nesse registro do tempo para compreender, ele poderia ficar infinitamente sem achar a saída. A relação intersubjetiva pura, no registro imaginário, não dá nenhuma solução possível. A situação é comparável à cristalização imaginária apresentada pelo sujeito que chega para demandar uma análise.

Sabemos que o olhar do outro e as hesitações chamadas por Lacan de escansões suspensivas vão trazer a solução. Entretanto, esquecemos freqüentemente que a causa última da possibilidade de sair do impasse está ligada aos dados do problema, isto é, o diretor da prisão é quem traz os significantes que possibilitarão a cada sujeito uma saída para a cristalização intersubjetiva. Isso é feito, de início, pela introdução dos discos pretos como significantes, e além disso, pela condição de que o primeiro a sair ganhará a liberdade, o que podemos traduzir como um "apressem-se!" Sem a função da pressão temporal, a expressão "os outros não demorariam a se reconhecerem... etc.", que dá toda a base do raciocínio, não faria sentido. O tempo para compreender seria prolongado até o infinito, o olhar seria estéril e as escansões suspensivas não seriam produzidas.

Modifiquemos um pouco o problema para aplicá-lo ao nosso raciocínio. Suponhamos que o diretor da prisão tivesse dito: "Fiquem juntos nessa cela, o tempo que quiserem. Um dia, eu voltarei para conhecer as soluções propostas, e todas as respostas corretas valerão a cada um a sua liberdade." Se o problema fosse colocado assim, a solução seria impossível e o registro imaginário ficaria fixado para sempre. O sujeito ficaria sob privação, vendo dois brancos quando ele queria ver dois pretos. Ele procuraria um objeto real inexistente, sendo confrontado com uma simetria. Frustrado, ficaria na tensão imaginária. Nesse nível da inércia da relação ao semelhante, o sujeito só acha a captura da identificação imaginária ao i(a): os outros são todos brancos.

Entretanto, suponhamos que o diretor mudasse subitamente de idéia, chegasse e completasse o problema: "Tenham pressa! Só o primeiro que sair com a solução ganhará o prêmio." Essa intervenção desencadearia o processo. O diretor teria feito a intervenção a partir de seu desejo, para romper a intersubjetividade. A partir de então, a função "a mais" do olhar do outro torna-se operatória. Na fórmula 1+a que Lacan introduz no seminário *Mais, ainda*[3] a propósito do mesmo problema, vê-se que esse excesso torna-se operatório a partir do fato de que o tempo urge. O sujeito é apressado e pressionado pelo objeto, e a necessidade de formular uma asserção antecipada vem do fato de que ele próprio é um objeto para o olhar do outro.[4]

A partir dessa intervenção do diretor, podemos identificar o momento de passagem do instante do olhar ao tempo para compreender. Esse instante faz bascular a relação fixa com a realidade psíquica em direção à confrontação com uma falta que é bruscamente inserida na realidade do sujeito. É a falta-a-ser daquele que está privado do disco preto que será assumida pelo sujeito. Agora, é em torno do objeto que as coisas vão se passar. O Outro está presente a partir do "Tenham pressa!", significante que abre o campo da transferência. Encontrar a solução torna-se um imperativo, o sujeito precipita-se para poder endereçar essa solução ao Outro, o mestre do julgamento, o senhor do significante, que marcou o sujeito com um codicilo que comanda o seu destino, à maneira do escravo da Antigüidade.

Entretanto, o tempo para compreender também não pode continuar infinito. A conclusão impõe-se como urgente. A angústia emerge como efeito da intrusão do real no imaginário, onde este furo real estava revestido pelas formas do *i(a)*. A pressa é a forma ontológica da angústia. Para não ficar atrasado, o sujeito apressa-se em concluir. A conclusão será dada pelas hesitações do outro, a partir da constatação de que o outro também sofre os efeitos da barra da castração. As duas escansões que separam as instâncias do tempo revelam a descontinuidade do tempo como efeito da falta no Outro. Essa descontinuidade é o corte que precipita o momento de concluir.

Falando da dúvida, o sujeito acha um ponto de certeza a partir de um ato. A indeterminação do sujeito dá lugar a um julgamento assertivo onde o Eu se precipita. Lacan diz:[5] "A verdade se manifesta nessa forma como antecipando-se ao erro e avançando sozinha no ato que gera sua certeza." Só há dúvida no simbólico, onde se determina o sujeito confrontado à sua particularidade real. A questão do ser proposta no princípio – "Quem sou eu?" – poderia ter sua resposta formulada assim: "Sou branco. Não sou completo, algo me falta. Sou barrado porque minha determinação vem do Outro, do olhar e da espera do Outro." Mesmo que o sujeito chegue à verdade através dos outros ou no campo do Outro, ele continua sozinho. Não há verdade de todos, a verdade é não-toda.

Assim, o texto "O tempo lógico" presta-se bem a teorizar as relações do obsessivo com o tempo, com toda a questão da dúvida, da hesitação e da inibição. De fato, pensamos que o obsessivo manifesta uma extensão ao infinito do tempo para compreender, que acarreta uma incapacidade de atingir o momento de concluir. É o que podemos notar nas ruminações intermináveis que freqüentemente encontramos nesses sujeitos. O próprio pensamento é superinvestido em detrimento do ato, e o sujeito fica numa espécie de gozo intelectual que não deixa de lembrar a referência de Lacan ao contentamento do escravo. É através da análise que o sujeito vai poder sair desse tempo infinito – e o próprio tempo não é negligenciável aí. Lembremo-nos, Lacan evocou a sessão curta justamente como uma ferramenta técnica indispensável para a direção do tratamento do obsessivo,[6] introduzindo uma pressão temporal passível de precipitar a conclusão.

****

Essas considerações técnicas convidam-nos a abrir um breve parêntese para acrescentar um outro uso possível para este texto de Lacan sobre o tempo lógico. Lembremos de nossa tentativa de formalizar a estratégia da entrada em análise a partir do conceito de retificação subjetiva, que consideramos como um procedimento que leva o sujeito a sair de uma relação intersubjetiva, na qual ele está cristalizado em um circuito imaginário, para dirigir-se a uma dissimetria na qual endereça ao Outro o seu sintoma. Nesse problema de lógica, é a introdução de uma pressão temporal por aquele que ocupa, aos olhos dos três sujeitos, a posição do Outro, numa urgência do tempo, que será decisiva para fazer com que os sujeitos saiam da dialética intersubjetiva. Propomos então uma relação entre as três modulações do tempo lógico com a ordem introduzida por Lacan em "A direção do tratamento": instante do olhar-retificação; tempo para compreender-transferência; momento de concluir-interpretação.

A intervenção do diretor da prisão, que ocasiona a passagem do instante do olhar para o tempo para compreender, seria o momento da retificação subjetiva – justamente aquilo que faz bascular a relação fixa do sujeito com a realidade. A precipitação do sujeito para endereçar a solução ao diretor da prisão é análoga à precipitação do sintoma endereçado ao Outro da transferência – o sintoma literalmente se precipita – que concebemos como sendo o efeito da retificação subjetiva. O tempo para compreender está agora no tempo da transferência. Falamos igualmente da retificação como um tipo de implicação subjetiva: o sujeito está doravante implicado ele mesmo no olhar dos outros enquanto faltoso, privado do disco negro. O momento de concluir é o momento da interpretação, definida como um ato que toca as linhas do destino do sujeito com um efeito de verdade, um ato que é um puro corte. O efeito da interpretação como momento de concluir, não é um fechamento, é uma abertura em direção a um novo instante do olhar, o que vai assegurar a alternância dos momentos de retificação que consideramos como possível em uma análise. Fechemos esse parêntese e voltemos à questão do obsessivo e do tempo.

****

Falamos de uma extensão ao infinito do tempo para compreender, que é fácil notar na clínica, através dos próprios sintomas do sujeito. Isto, por outro lado, não nos esclarece quanto às razões estruturais que estão na origem desse fato clínico. Para compreender isso, é preciso primeiro pensar na estrutura da fantasia fundamental do obsessivo. Examinemos algumas formulações de Lacan a esse respeito. A fantasia, efetivamente, é o suporte, o índice de uma certa posição do sujeito.[7] A imagem que atinge o sujeito a partir do campo do Outro, por sua vez, é o ponto de partida da fantasia. Isso é válido tanto para a perversão quanto para todas as posições neuróticas. Antes de examinar o caso do obsessivo, vejamos um pouco como isso se passa em outras estruturas.

Na perversão, Lacan assinala a semelhança entre as posições do *voyeur* e do exibicionista. Nos dois casos, o sujeito está indicado na fantasia pela fenda, a hiância, ao mesmo tempo furo e clarão no real.

Encontramos essa fenda também no batente da janela atrás do qual o sujeito *voyeur* espia, e também na cortina entreaberta pelo exibicionista. É a expressão de uma abertura do sujeito, deste sujeito que se abre-se ao desejo do Outro, ao passo que seu próprio desejo fica profundamente abalado por aquilo que foi percebido nesse clarão.

Essa cena entrevista funciona igualmente na gênese da posição neurótica, o que desde Freud foi descrito como o valor traumático da cena primitiva. É de fato a relação com o desejo do Outro entrevisto neste momento do trauma que vai ficar lá, como um nó enigmático, que ulteriormente o sujeito tentará reintegrar numa cadeia que não será forçosamente a boa, e que constituirá a origem do sintoma neurótico.

O que é a fantasia fundamental? É um tempo de parada, um tempo suspenso, uma imagem fixada para sempre. É a imagem parada desse momento de ação no qual o sujeito estava prestes a se constituir em relação ao "x" de seu desejo. O problema é que a abordagem deste "x" é traumática, porque é exatamente por este ponto que o Outro exerce sua marca sobre o sujeito. Trata-se então de velar essa cena intolerável pela opacidade da fantasia. O sujeito paga um preço para poder sustentar sua posição de ser desejante: só pode fazê-lo com a condição de perder o sentido de sua posição.

É aí que encontramos os traços da diferença fundamental entre a posição de Lacan e a de Jones: esse momento em que se trata do desejo do sujeito é um momento de afânise, certo, mas não do desejo: há afânise do sujeito. Mesmo que o sujeito possa ser capaz de entrever seu lugar na fantasia, ele não sabe porque ele está lá, não podendo dizer o sentido de sua posição. Ele só pode indicar-se em seu lugar desaparecendo de sua posição de sujeito.

A resposta do sujeito a este momento traumático pode organizar-se de várias formas. O perverso, já o notamos, faz da posta em ato de sua fantasia uma tela de proteção. Já o Pequeno Hans utiliza o objeto fóbico, enquanto significante para toda obra, para ocupar o lugar entre o desejo do sujeito e o desejo do Outro. É o que já nos dizia Freud: o medo do objeto fóbico é feito para proteger o sujeito da abordagem de seu desejo.

O sentido da fórmula da fantasia, $ punção de *a*, pode inscrever-se também nesse registro. O objeto da fantasia, na medida em que desemboca sobre este desejo do Outro, trata-se de não abordá-lo. De fato, o neurótico pode ter acesso à fantasia, em certos momentos de satisfação de seu desejo, mas trata-se de uma utilização funcional da fantasia. Esse nível não é ultrapassado, e isso é o que condiciona a relação do neurótico com todo mundo, com os outros reais: é uma relação profundamente marcada por uma pulsão recalcada.

Vejamos de mais perto. Dissemos que se trata de não abordar o objeto da fantasia. Para isso, nos diz Lacan,[8] há várias soluções. Há aquela da promoção do objeto fóbico ao objeto de proibição de um gozo que é perigoso, porque abre diante do sujeito o abismo do desejo enquanto tal. É a posição neurótica mais simples, aquela da fobia. Mas o sujeito pode igualmente sustentar seu desejo diante do desejo do Outro. Há duas possibilidades para fazê-lo: como histérica, ou como obsessivo.

A histérica sustenta o desejo como insatisfeito. O obstáculo para a satisfação desse desejo é a própria histérica, conforme Lacan assinala em relação à Bela Açougueira: ela própria não quer caviar. Nessa relação do sujeito com o objeto na fantasia, a histérica vem ocupar ela própria esta posição terceira que, na fobia, é reservada ao significante fóbico. O gozo da histérica é o de impedir o desejo, em situações das quais ela se faz o pivô.

A histérica serve-se também de um duplo, apoiando-sehabitualmente sobre uma outra mulher na qual pode inserir seu desejo, de forma a não encará-lo face a face. É a outra mulher que figura em seu lugar na fantasia, mas ela não deixa de se representar aí ao mesmo tempo, justamente por essa interposição de ser o pivô, de ser aquela que controla a cena. Isso quer dizer que a histérica mantém uma posição onde ela está no jogo, onde ela é inclusive a prenda do jogo, diz Lacan.

Voltemos enfim ao obsessivo. Ele, por outro lado, tem uma posição diferente: aquela de ficar fora do jogo. É assim que Lacan formula sua posição no Seminário 6[9]: "O obsessivo é alguém que nunca está verdadeiramente lá no lugar onde algo está em jogo que poderia ser qualificado de seu desejo. Lá onde ele arrisca o golpe, aparentemente não é lá que ele está. É desse próprio desaparecimento do sujeito, o $, no ponto de aproximação do desejo, que é preciso, se pudermos, dizer sua arma e seu esconderijo." O estratagema do qual ele se serve para fazê-lo é o tempo: a procrastinação obsessiva é utilizada para adiar sempre o engajamento de seu verdadeiro desejo. Eis aí uma das razões pelas quais o obsessivo não chega nunca ao momento de concluir.

Vamos propor um segundo mecanismo, que virá se acrescentar ao primeiro. Para compreendê-lo, é preciso considerar a relação do obsessivo com o pai, de um lado, e com a morte, de outro lado. Vimos, em nosso capítulo sobre o pai, que o obsessivo identifica-se ao pai morto – ele põe-se assim a fazer o morto, em vários sentidos. Primeiro, se ele recusa fazer o mestre, é para enganar a morte. Lacan nos disse isso várias vezes.[10] Ora, nesse primeiro mecanismo que acabamos de examinar, o obsessivo está sempre adiando seu desejo, para só servir-se dele no dia em que seu mestre morrer, no dia em que ele poderá enfim ocupar o lugar de seu mestre. Naturalmente, isso nunca acontecerá, pois a melhor forma de enganar a morte é já estar morto.[11] De fato, não tememos mais o que já ultrapassamos. É um paradoxo: escolhemos a posição de escravo para não perder a vida, mas acabamos nos tornando mortos-vivos.

No que toca à temporalidade, sublinhamos além disso que o obsessivo exibe uma curiosa complacência, comparável ao que chamamos de complacência histérica, exceto que no caso do obsessivo, essa complacência se faz em relação ao tempo. Ele deixa o tempo passar. Ele olha a marcha inexorável do tempo como se não tivesse a menor importância. Ele não se arrisca.

Então, em que consiste o problema do tempo para o obsessivo? Ele já pulou uma geração, ao esposar a causa do pai. Ele não tem passado, pois a respeito do passado, só faz lamentar o tempo perdido, lamentar o que não fez. Claro, pois que seu desejo não era verdadeiramente o seu, era aquele de um Outro, então forçosamente as realizações que ele pode ter conseguido no seu passado não lhe pertencem. Ele não tem presente, pois no presente ele deixa o tempo passar, sem se mexer. Não tem futuro também, pois o futuro imediato é sempre adiado, empurrado mais e mais para longe no efeito da procrastinação do obsessivo. Ora, alguém que é sem passado, sem presente e sem futuro é um morto! Podemos argumentar que um morto pelo menos tem um passado, mas ele não está em condições de dar-se conta dele... Guardar uma temporalidade fixa é também uma boa forma de se fingir de morto.

É aí que reside o problema da realidade para o obsessivo. Todas as abordagens da realidade objetiva ou da distância ao objeto na realidade que comentamos estão fadadas ao fracasso, entre outras, por uma razão muito simples. O obsessivo faz fracassar esses esforços porque para ele essa realidade objetiva não existe. A realidade que podemos conceber para o obsessivo é uma realidade psíquica temporal.[12] Ela é refratária a toda ação dita "terapêutica", ficando para sempre fixada entre o tique e o taque do pêndulo, entre o sim e o não que dão a medida, que marcam o ritmo da dúvida obsessiva, da incapacidade de agir de um sujeito fixado entre dois significantes. *To be or not to be*, dizia Hamlet. Sim, pois agir, é igualar-se ao pai. É justamente o que o obsessivo, bem no fundo, sabe que ele deve evitar a qualquer preço. Ele não pode ser o igual deste pai sob pena de desalojá-lo da posição na qual ele foi, não sem dificuldades, erigido. Exceto na morte: só morrendo é que o obsessivo pode igualar-se ao pai, daí uma certa vocação trágica que anima esses sujeitos.

Já dissemos que o obsessivo se dedica a fazer praticamente uma negação do pai real, substituindo-o pelo pai imaginário, logo posto em equivalência com o pai morto. Mencionamos também que um buraco se produzia na realidade do obsessivo. A conseqüência no nível da temporalidade é que esse salto de uma geração acarreta a fixação da realidade em um tempo morto. É esta a nossa hipótese, o segundo mecanismo que propomos para explicar a extensão ao infinito do tempo para compreender.

****

Qual a conseqüência do que acabamos de afirmar sobre a estratégia do tratamento? Na análise do obsessivo, o que será preciso fazer é despertá-lo de seu sono de morte, fazê-lo sair da prisão temporal onde ele se esconde, para que possa enfim estar vivo, no tempo presente.

Lacan, em "Função e campo...",[13] faz um elogio à técnica de Freud no Homem dos Lobos: "... com uma audácia que beira a desenvoltura, ele declara considerar legítimo elidir, na análise dos processos, os intervalos de tempo em que o acontecimento permanece latente no sujeito. Ou seja, ele anula os tempos para compreender em prol dos momentos de concluir, que precipitam a meditação do sujeito rumo ao sentido, a ser decidido, do acontecimento original."

Só podemos estar de acordo, mas acrescentando algumas nuances. Pensamos que isso é válido no que concerne à tática do analista em suas manobras incessantes, mas é preciso ser mais prudente no momento de considerar a estratégia de todo o tratamento, de forma a não enganar-se sobre os conselhos técnicos de Lacan. Evocamos, a respeito da sessão curta, a introdução de uma pressão temporal suscetível de precipitar a conclusão. É assim que compreendemos a função da pressa na técnica, e não no sentido da intervenção «ativa» proposta por Ferenczi a partir do uso que Freud fez dela no caso do Homem dos Lobos – a fixação de uma data para o fim da análise. É preciso não esquecer que o tempo para compreender é uma outra forma de nomear a perlaboração, o *working-through* necessário para a travessia do tratamento analítico – é justamente no Homem dos Lobos que se evoca uma "análise rápida demais", com os efeitos que conhecemos. Aliás, não se pode esquecer que o próprio Lacan nos disse no Seminário 8 que toda interpretação prematura é criticável porque ela compreende rápido demais, apagando a margem de incompreensão que é aquela do desejo.[14] Assim, convém utilizar a pressão temporal enquanto ferramenta técnica com moderação. Não se deve exagerar o alcance deste comentário de Lacan em "Função e campo": ele parece se referir, na verdade, a uma situação bem precisa – uma observação de Freud sobre o *nachträglich* em seu relato da análise do Homem dos Lobos,[15] onde ele diz, após ter falado da cena traumática como primeiro tempo, de sua ressignificação na idade de quatro anos como segundo tempo, e dos *insights* durante a análise como terceiro tempo (é exatamente a estrutura dos três momentos do tempo lógico de Lacan), e que a interpretação correta deve permitir que o resultado seja tal que a distância entre a segunda e a terceira fases temporais possa ser negligenciável.

Enfim, também não se deve esquecer a citação pela qual abrimos este capítulo, na qual Lacan fala da necessidade de um certo número de escansões temporais e de um certo *timing* para que o obsessivo possa chegar a realizar o conceito de suas obsessões. Esta é uma maneira de dizer que uma análise, sobretudo em um obsessivo, só opera em uma certa duração, a qual não deve ser abreviada inconsideradamente.

****

Tentamos estabelecer que a extensão ao infinito do tempo para compreender corresponderia precisamente à posição do obsessivo face à morte. Isso nos estimula a levar um pouco mais longe essa formulação, arriscando a seguinte hipótese. Poderíamos dizer, num certo sentido, que o obsessivo também fica num espaço temporal *entre duas mortes*. Não tomamos esta analogia no sentido em que é habitualmente utilizada para falar da melancolia (a dimensão de certeza do psicótico estará, certamente, ausente, substituída justamente pela dúvida de uma ruminação interminável do sujeito), mas acreditamos que mesmo assim ela possa se aplicar à estrutura obsessiva.

Em sua estratégia para enganar a morte, dissemos que o obsessivo se finge de morto. A alienação de seu desejo e a incapacidade de agir que o caracterizam nesse estado correspondem a uma verdadeira petrificação do corpo numa certa imortalidade. Este corpo fixado não se gasta, na intenção de continuar preservado, intacto, à espera do julgamento final — mas ao fazer isto, ele torna-se paradoxalmente um corpo já morto, esvaziado de todo desejo — uma múmia.[16] É como se a primeira morte do corpo vivo já tivesse sido realizada, ao passo que o sujeito teme e tenta evitar a segunda, momento em que não haveria mais retificação possível e emq ue os significantes-mestre de sua existência endividada seriam pesados pelo mestre absoluto.

Assim, o sujeito faz o morto, mas aquele da primeira morte, não o da segunda. É aí que propomos uma utilização particular dessa analogia. Pensamos que para esses sujeitos, a travessia da fantasia é também uma travessia da segunda morte. Eis o que Lacan avança em *L'étourdit*[17]: "... o julgamento mesmo, até o "final", permanece fantasia, e para dizê-lo, não toca no real senão perdendo toda significação." Ora, a partir das elaborações do Seminário 7, sabemos que a segunda morte corresponde ao apagamento de todo traço significante deixado pelo sujeito, até a própria inexistência de uma sepultura, marca simbólica humana por excelência, que indica que o sujeito foi vivo. Aqui, propomos compreender a segunda morte no sentido do julgamento final, mas ainda, de um julgamento que se passaria da seguinte maneira particular: cada S_1 que serviu de suporte às identificações do sujeito seria isolado, pesado e numa certa medida apagado, sua destituição correspondendo à perda de sua significação fixa para o sujeito. Cada S_1 seria trazido a zero, um zero que representa justamente este ponto onde o sujeito pode tocar um pedaço do real, tendo acesso a uma parte do coração de seu ser. A partir dessa posição zero, os significantes assim liberados poderiam tornar-se mais uma vez deslizantes[18] na cadeia metonímica do desejo: o movimento do tempo poderia recomeçar. O sujeito, literalmente, repartiria a zero, passando para-além dessa segunda morte. É um percurso que fecha o laço e reanima o corpo: o sujeito, atravessando a segunda morte, pode enfim viver antes da primeira, numa outra relação com seu sintoma e seu modo de gozo.

Vamos dedicar um capítulo ao fim de análise para o obsessivo, assim não queremos estender muito essas considerações aqui – mas vamos acrescentar mais um parágrafo. O interessante neste julgamento final do término da análise é que seu agente fica igualmente deslocado: não é mais o Outro, nem o analista, mas o próprio dispositivo, o percurso percorrido pelo sujeito, que determina essa queda dos significantes-mestre. A destituição do analista do lugar de sujeito suposto saber é efetuada na medida em que o que conta é o fato de ele haver ocupado aquele lugar. O analista com um A maiúsculo torna-se "um" analista, e o sujeito se dá conta de que isso poderia ter dado certo com outro analista também, se as condições de transferência estivessem lá também reunidas. Esse analista decaído funcionou como o objeto *a* ao redor do qual se fez um circuito curvo que se fecha sobre si mesmo no final: uma vez a volta realizada (no duplo sentido desta última palavra), o sujeito vira as costas ao analista e se vai, reentrando no movimento de seu tempo.

****

Eis o que Lacan propõe numa conferência pronunciada em 8.7.53, intitulada "O simbólico, o imaginário e o real."[19] Lacan fala de um elemento temporal muito importante a considerar no simbólico. A questão da constituição temporal da ação humana é inseparável da relação entre o simbólico e o imaginário. Reencontramos essa questão incessantemente na análise, diz ele. Lacan continua, falando do desaparecimento de um objeto que faz com que a identidade do objeto seja mantida, do conceito que é justamente esta relação do símbolo com a presença e a ausência do objeto. Ele nos relembra o que Hegel dizia: "O conceito é o tempo", nisso que Hyppolite achava ser um dos pontos mais obscuros de Hegel. Quando o objeto não está mais lá, ele é encarnado na sua duração. O exemplo é a sepultura, o túmulo, que mantém o fato de que "isso durou", merecendo exatamente o nome de símbolo, de algo de humanizante, diz Lacan, acrescentando que não é por nada que Freud teve que levar sua teoria até a pulsão de morte. Lacan acrescenta um pouco mais tarde nessa mesma conferência que tudo o que constitui o símbolo está sempre e essencialmente em relação com temas mais ou menos conexos às relações de parentesco, ao tema do rei, à autoridade do mestre, e ao que concerne à vida e à morte:

São esses justamente pontos onde o símbolo constitui a realidade humana, onde ele cria essa dimensão humana sobre a qual Freud insiste a toda hora quando ele diz que o neurótico obsessivo vive sempre no registro disso que comporta ao máximo elementos de incerteza, disso que ele designa pela "duração da vida... a paternidade...". Tudo que não tem evidência sensível. Tudo o que é, na realidade humana, construído e construído primitivamente por certas relações simbólicas que podem em seguida encontrar suas confirmações na realidade.[20]

Ora, todas essas considerações sobre a extensão, a duração e a relação entre a temporalidade e a morte são de natureza a justificar o que sugerimos neste capítulo. Para terminar, vamos procurar uma ilustração clínica, em que se trata justamente disso. É um caso de neurose obsessiva relatado por Serge Leclaire num artigo de 1956.[21] Selecionamos alguns extratos, muito demonstrativos do que concerne a posição do obsessivo em relação ao tempo.[22] O primeiro diz respeito a um sonho desse paciente:

Carregados por quatro homens, avança um sarcófago aberto; distingue-se claramente e de muito perto uma múmia perfeitamente conservada em suas bandagens. Mas subitamente, enquanto a procissão avança, a múmia se liquefaz, só ficando no sarcófago um suco vermelho cujo horror vela-se na certeza de que são só os ungüentos que tinham servido para embalsamar o corpo.[23]

Esse paciente falava sempre, em sua análise, da surpresa e da satisfação que ele tinha de contemplar a múmia em sua aparência humana, "testemunha de um passado vertiginoso, imóvel, protegido, conservado, ela é a própria imagem daquilo que perdura".

Num outro sonho, ele especificava e precisava o que também o fascinava: numa gruta monumental, ele descobre um esplêndido túmulo de mármore negro cuja contemplação o alegra. É a própria imagem da perfeição de uma forma acabada, definitiva, que ignora o tempo. Num outro sonho, enfim, ele vê um guerreiro que encontrou a proteção ideal: ele é transformado em homem impermeável, isto é, recoberto de uma armadura sem defeito, resistente às intempéries. Jérôme coloca-se freqüentemente a questão do movimento, e a imagem da múmia animada por aqueles que a carregam representa excelentemente o movimento passivo, sofrido em bloco pela ação dos outros.

Vejamos estas passagens particularmente significativas: "Ele não pára de me repetir que não tem futuro, mas um passado a liquidar, um atraso a recuperar, escute-o: 'Eu queria conseguir alguma vez estar em dia; queria liquidar todos os arquivos que se empilham à minha esquerda para poder enfim respirar; quando eu consigo, a angústia me toma e é preciso que eu retome bem depressa uma outra tarefa inacabada; eu me faticansogo de recuperar meu atraso, por que o trabalho que empreendo já devia ter sido feito. Não tenho tempo livre, não há domingo para mim.' Que se trate de identificação ou não, o que é certo é que Jérôme queria-se já morto e sobretudo vivia como se já estivesse morto. Ele é o fim de uma linhagem, não pode ter filhos, ele é o ponto final, a conclusão já terminada, não há mais futuro para ele, e o que lhe resta a viver já está preenchido com tarefas a executar, arquivos a classificar, negócios a liquidar, problemas a pôr em dia."

Esse último parágrafo nos fornece uma ilustração formidável do que dizíamos acima: o sujeito já está morto da primeira morte, mas não da segunda, cujos traços simbólicos ainda devem ser apagados. (Nossa interpretação difere assim daquela do autor, que diz que "a estrutura obsessiva pode ser concebida como uma recusa redobrada da possibilidade última de sua própria morte.")

Ainda um exemplo de temporalidade fixa: o mesmo autor cita um outro paciente que diz que "os jogos estão feitos, que seu universo está fechado, terminado, definitivamente selado e organizado, que para o resto, é tarde demais, e que aliás ele não tem nada a acrescentar."

No que diz respeito ao mesmo Jérôme de há pouco, o autor acrescenta que o tempo para ele é "... como uma paisagem que ele pôde contemplar nas suas férias: não a vê de verdade e só se rejubila dela na foto que tirou; assim, não vive no presente, e não cessa de redizê-lo, mas o que ele faz é que ele mede o tempo; nesse sentido, vocês compreendem que o passado lhe seja de um manejo mais cômodo do que o futuro, que, aliás, quase não existe enquanto tal. Ele tem certeza de que a morte não vai fazer parar o tempo cronométrico e isso é o que importa para ele. É verdadeiramente um tempo espacializado que mantém o hiato da vida como um quadro, e para o qual a morte é só um marco de fronteira já virtualmente atingido."

Isso advoga em favor de nossa hipótese. Este paciente, aliás, nos fornece uma ilustração do tema que nos ocupou longamente: a transferência de gozo e a metáfora teatral: "... trata-se ao menos de fazer viver os outros, de aproveitar um pouco por procuração, um pouco, a imagem é dele, como o diretor de um teatro de marionetes."

Enfim, sublinhamos uma outra passagem muito impressionante, em que a questão da existência e da angústia diante da morte nos evoca o próprio desfalecimento do sujeito diante de seu próprio desejo, do qual Lacan nos fala freqüentemente, a afânise tomada emprestada (e corrigida) de Jones:

> Há uma questão que não cessa de perturbá-lo desde a idade de 10 anos: já naquele momento, tinha medo de morrer durante a noite e tentava imaginar como o mundo continuaria a girar sem ele; era então a ocasião de fantasias deliciosamente angustiantes; mas uma pergunta acrescentava-se logo a esses devaneios: E se eu não tivesse nascido? Se eu não tivesse nascido, se eu não tivesse tomado corpo e forma, solidez e consistência, se eu só fosse um desejo insatisfeito, um líquido sem forma? Aí, a angústia fazia-se mais premente e a vertigem o tomava; ele não conseguia nunca prosseguir por muito tempo na representação do mundo onde ele não tivesse nascido. Mas, de fato, teria ele realmente nascido, ele pergunta subitamente? Teria realmente vindo à vida?

Encerramos este exemplo clínico por uma frase que o paciente pronuncia em sua análise: "Para mim, é como se me houvessem dito um dia: Tu viverás até que a morte se dê." Este paciente é assim condenado a viver, ao passo que já está morto. Ele só pode arrastar sua existência num trabalho forçado e num tempo que o oprime, que passa sem passar verdadeiramente, deixando-o na posição da múmia, morto-vivo que é levado pelo Outro e que sofre passivamente o seu movimento. A múmia liqüefeita é o próprio sujeito, que se consome no *fading* que o faz estar alhures, só deixando no lugar o horror deste gozo estrangeiro, nascido de uma técnica perdida no fundo das eras: o suco vermelho que tinha servido para embalsamar o corpo, o mais-de-gozar, o resto ao qual o sujeito inteiro é reduzido por este gozo implacável, pela mordida da pulsão de morte. Este suco carregado de uma inquietante estranheza é o próprio tempo fixado, o ungüento que gela nas veias o fluxo vital do sangue, imobilizado para sempre entre um batimento e outro.

CAPÍTULO 7 – O FINAL DE ANÁLISE PARA O OBSESSIVO

Vamos considerar aqui o problema do final de análise. É claro que ninguém pode afirmar de forma generalizada o que é o final de análise para o obsessivo – o próprio título deste capítulo fica comprometido pelo fato de que a clínica depende do particular. Seria interessante, de qualquer maneira, retraçar, de forma não exaustiva, as indicações de Lacan sobre o tema. Não pretendemos com isso esgotar a questão, mas nos limitaremos à leitura e ao comentário de algumas passagens da obra de Lacan que podem ser úteis para a compreensão do final do tratamento de um dado sujeito obsessivo.

Já tratamos da posição do sujeito e da análise em progressão – e para perceber o que está em jogo no tratamento, lançamos mão de uma série de metáforas e de exemplos clínicos e literários. Para o exame ao qual nos propomos presentemente, tentaremos apreender a estratégia lacaniana do final de análise.

Os desenvolvimentos que se seguem guardam uma relação estreita com a questão do falo e da castração, que já mencionamos em capítulos anteriores. Nossa atenção foi retida pelo fato de que Lacan, em três ocasiões, propõe um tipo de dupla alternativa para conceber o final do tratamento: em "Subversão do sujeito", em "Ciência e verdade" e na "Proposição de 67". Estas três passagens são ao mesmo tempo paralelas e únicas, o que exige algum comentário. O trecho de "Ciência e verdade", aliás, diz respeito mais exatamente à estratégia do sujeito do que à estratégia do final de análise, mas veremos que há assim mesmo uma relação com esse final.

Vejamos o que Lacan afirma nessas três passagens. À página 841 dos *Escritos*, em "Subversão do sujeito", lê-se:

O que a experiência analítica atesta, é que a castração, de qualquer modo, é o que rege o desejo, no normal e no anormal. Desde que oscile na alternância entre S barrado e *a* na fantasia, a castração faz desta última a cadeia simultaneamente flexível e inextensível pela qual a suspensão do investimento objetal, que não pode ultrapassar certos limites naturais, assume a função transcendental de garantir o gozo do Outro que me é transmitido por essa cadeia na lei. Para quem quer realmente confrontar-se com esse Outro, abre-se a via de experimentar não sua demanda, mas sua vontade. Portanto, de se realizar como objeto, de se tornar a múmia de uma certa iniciação budista, ou de satisfazer a vontade de castração inscrita no outro, o que leva ao supremo narcisismo supremo da Causa perdida (essa é a via da tragédia grega, reencontrada por Claudel num cristianismo desesperado).

A castração significa que é preciso que o gozo seja recusado, para que possa ser atingido na escala invertida da Lei do desejo."

Em "Ciência e verdade", página 892 dos *Escritos*:

A divisão do sujeito? Esse ponto é um nó. Lembremos onde Freud o desata: na falta do pênis da mãe em que se revela a natureza do falo. O sujeito divide-se ali, diz-nos Freud com respeito à realidade, ao mesmo tempo vendo abrir-se o abismo contra o qual se protegerá com uma fobia, e, por outro lado, cobrindo-o com a superfície em que erigirá o fetiche, isto é, a existência do pênis como mantida, ainda que deslocada. De um lado, extraiamos o (nada-de) do (nada-de-pênis), a ser posto entre parênteses, para transferi-lo para o nada-de-saber, que é a não-hesitação [N.T.: *pas-hésitation,* também passo-hesitação] da neurose. Do outro, reconheçamos a eficácia do sujeito nesse gnomo que ele erige para lhe apontar a toda hora o ponto da verdade. Revelando, do próprio falo, que ele nada é além desse ponto de falta que ele indica no sujeito. Esse *index* é também o que nos aponta o caminho por onde queremos ir este ano, isto é, por ali onde vocês mesmos recuam de ser, nessa falta, suscitados como psicanalistas.

E, finalmente, na "Proposição de 9 de outubro de 1967 sobre o psicanalista da Escola" (*Opção Lacaniana*, Revista Brasileira Internacional de Psicanálise, nº17, novembro de 1996, p.10):

Assim daquele que recebeu a chave do mundo na fenda do impúbere, o psicanalista não tem mais que esperar um olhar, mas se vê tornar-se uma voz. E este outro que, criança, encontrou seu representante representativo em sua irrupção através do jornal aberto com que se abrigava a estrumeira dos pensamentos de seu genitor, reenvia ao psicanalista o efeito de angústia no qual cai na sua própria dejeção.

Esta última passagem, é preciso esclarecer, corresponde à segunda versão da "Proposição", publicada originalmente em *Scilicet*, nº1. A primeira versão, efetivamente apresentada em 9 de outubro de 1967, (publicada em *Analytica*, nº8, Paris, Lyse, abril de 1978, e em português na *Opção Lacaniana*, nº16, citação da p.9) difere ligeiramente: para o primeiro sujeito, ela fala de "aquele que reconstruiu sua própria realidade a partir da fenda da adolescente" e diz que o analista se vê reduzido ao ponto projetivo do olhar. Para o segundo sujeito, Lacan fala da criança que "se achou no representante representativo", e de "seu próprio mergulho através do papel do jornal que abrigava o campo onde se estendia os pensamentos paternos." Enfim, na primeira versão ele fala de um "efeito de limite" [preferimos traduzir por umbral], ali onde ele menciona um "efeito de angústia" na segunda versão. Comentaremos essas diferenças mais adiante.

Na passagem que retiramos de "Ciência e verdade", Lacan oferece ao sujeito confrontado à castração do Outro duas saídas clínicas: a fobia e o fetiche. Lacan, em 1965, fala do falo imaginário como imagem fundamental sobre a qual o sujeito se referencia. A esse respeito, o falo é consciente para o sujeito: um meio de se reencontrar com seu gozo e não saber nada sobre a castração. O falo, como significante inscrito no lugar onde falta o pênis da mãe, aparece do mesmo lado do fetiche: um ponto de verdade que foi erigido pelo sujeito. O falo, prossegue Lacan, não é nada mais do que um ponto de falta: trata-se aí mais uma vez de um rebaixamento da função fálica tal como ela opera, por exemplo, na fantasia. O falo está aí assimilado a um fetiche como outro qualquer. Isso vai no mesmo sentido do que Lacan sugere em "Subversão do sujeito", onde fala das maneiras pelas quais o sujeito se serve de sua fantasia. De fato, o sujeito que se faz de múmia do zen-budismo, põe-se em posição de ser o falo para não mais pensar nele. É uma estratégia pela qual a identificação serve para afastar outras imagens. A outra estratégia, é a de simplesmente recuar, à maneira do fóbico. A primeira estratégia, aquela da identificação fálica, nos parece ser a do obsessivo.

A passagem de "Ciência e verdade" parece mesmo assim estar relacionada com o fim da análise, ao menos aquele que leva alguém à posição do analista: aquele que foi suscitado como sujeito analista nesse lugar onde outros recuaram ou o cobriram com um fetiche.[1] O final da análise estaria assim relacionado a uma "desfalicização" do sujeito, para fazer valer um modo de gozo não fálico do qual Lacan começa a falar com a escrita do *pequeno a*. Seria para o sujeito a passagem de uma posição na qual ele recebe a marca fálica, no sentido empregado por Lacan em "A significação do falo", em direção a uma outra posição na qual essa marca tornar-se-ia aquilo que diz Lacan na "Nota italiana": "Não há analista, senão quando esse desejo lhe vem, ou seja, já por isso ele é o rebotalho da dita (humanidade). Eu já disse: aí está a condição da qual, seja qual for o lado de suas aventuras, o analista deve carregar a marca."[2] A marca fálica do desejo, que aparecia antes como insuperável, seria, dessa forma, superada. Esta identificação fálica "consciente", notadamente no obsessivo, pode ela própria ser compreendida enquanto recalque que vem cobrir isso que ainda está mais além: o real da castração. É justamente para evitar este ponto de horror que o obsessivo adota a estratégia de se afastar daquilo que poderíamos chamar de seu verdadeiro objeto, o qual ele preferirá substituir por toda a metonímia fálica da série de pequenos objetos. Sublinhemos a seguinte passagem de "La troisième",[3] bastante interessante para ilustrar o que Lacan propõe:

> É bem certo que temos um automóvel como uma falsa mulher, queremos muito que ele seja um falo, mas isso só tem relação com o falo através do fato de que é o falo que nos impede de ter uma relação com algo que seria nosso complemento sexual. É nosso complemento para-sexuado, e todos sabem que o "para" consiste no fato de que cada um fica de seu lado, que cada um fica de lado em relação ao outro.

O significante fálico é de fato o último do qual o sujeito deve se livrar, o último a recobrir a castração.[4] Ultrapassar este recalque equivale assim ao reconhecimento de que falamos na análise do obsessivo, no qual a identificação fálica é consciente mas não é reconhecida. Uma das revelações que esperam o sujeito no fim da análise seria a revelação do falo, a revelação da armadilha fálica. Esse caminho teórico, que é sugerido desde 1965, será desenvolvido em seguida de forma cada vez mais complexa: a "desfalicizaçao" do sujeito abrirá espaço à teoria da não-relação sexual – relação que não se pode escrever – até a formulação do impossível que vai mais além daquilo que não se pode escrever, para desembocar finalmente no gozo "desfalicizado" do *objeto a*. Não faz parte de nosso objetivo levar nosso comentário até o exame detalhado desse caminho, simplesmente tomaremos nota do mesmo a fim de melhor perceber a estratégia do final de análise.

Continuemos então pelos dois exemplos de passe dados por Lacan na "Proposição de 67". O que Lacan afirma sobre o passe é suficiente para nos ajudar a perceber a estratégia lacaniana para o final de análise. Já evocamos, no capítulo sobre a retificação subjetiva em suas relações com o fim do tratamento, que na fantasia, o que funciona é uma não-separação entre o objeto e a castração imaginária, entre *pequeno a* e *menos phi*. Ora, nessa passagem da "Proposição", parece que Lacan nos indica que o fim consiste justamente em por em ato a separação entre os dois termos da fantasia fundamental. Isso tem conseqüências técnicas, porque podemos nos perguntar imediatamente qual estratégia o analista deve adotar para atingir esse objetivo. Lacan, nesses dois exemplos, não parece propor que interpretemos ou tentemos apontar o dedo para as fantasias em questão.[5] A posta em ato dessa separação não se obtém pela via da interpretação, não apontamos o dedo para o mais-de-gozar pelo qual o sujeito recobre a castração: isso seria um erro clínico do analista, ou mesmo um erro ético. No "Discurso à EFP",[6] Lacan fala da "incapacidade" do analista "que se manifesta diante do cerco do obsessivo, por exemplo, de ceder à demanda de falo, para interpretá-lo em termos de coprofagia, e assim, de fixá-lo ao seu assento de privada, para que faltemos enfim ao seu desejo." A técnica desse analista encurralado que interpreta em termos de objeto, no sentido de uma aspiração oral ao objeto fezes, corresponde bem àquela de um Bouvet. Nos dois exemplos da

"Proposição", isso equivaleria aos erros de dizer ao primeiro sujeito "Não vês que estás sob o olhar da fenda fálica?", e ao segundo: "Mas você se representa a si próprio como um pedaço de fezes caindo!"

Essa demanda incessante do obsessivo veicula de fato o *menos phi* da castração imaginária, e, ao interpretá-lo enquanto tal, reforçamos a fantasia apontando ao sujeito aquilo que ele quer.[7] Na hipótese de que isso fosse mesmo o que o sujeito quisesse, o que seria necessário significar para ele ou fazê-lo experimentar em ato é que ele pode querê-lo quanto quiser, mas isso não preencherá o buraco da castração. É preciso fazer vir não uma interpretação, mas um descolamento.

Para permitir ao sujeito que ele realize sua própria divisão – nos dois sentidos, aquele da posta em ato e aquele de fazê-lo aperceber-se dela – o analista deve manter o lugar do objeto, primeiro como objeto imaginarizado, agalmático, para depois ser reduzido ao resto. O dejeto da humanidade do qual fala Lacan na "Nota italiana", não quer no entanto dizer que o analista queira ser o objeto mais degradado:[8] Trata-se para ele de ter um desejo dissidente, de ser ao menos um que seja animado por um desejo outro. Se o analista é um dejeto, trata-se de um dejeto do discurso.

Falemos então do discurso do analista. Trata-se de um discurso inventado, criado em todas as peças. É fácil notar que os outros três discursos comportam significantes no lugar de agente. O discurso do analista é completamente original ao instalar o mais-de-gozar neste lugar. Ora, o gozo, ao figurar enquanto agente, provoca a divisão do sujeito. Mencionamos várias vezes a situação particular do obsessivo enquanto dividido pelo gozo. O discurso do analista, em seu andar de cima, contém o matema da fantasia, mas em ordem invertida. Vem daí a originalidade desse discurso: a fantasia, habitualmente escondida, inerte, silenciosa, põe-se a falar. Isso produz, é claro, significantes – significantes-mestre, cuja rede que se isola e se desfaz pouco a pouco permite o acesso a um certo saber sobre o gozo.

O que acabamos de dizer é uma das formas de ler esse discurso.

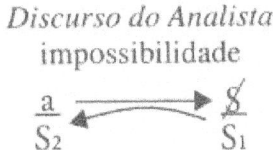

Discurso do Analista
impossibilidade

$$\frac{a}{S_2} \xrightarrow{\hspace{2cm}} \frac{\cancel{S}}{S_1}$$

O analista deve então manter o lugar do objeto. Em que isso seria diferente da posição de Melanie Klein ou daquela de um Bouvet, que querem introduzir-se na fantasia do analisante enquanto objetos?[9] Por três razões. Primeira, o efeito do dispositivo analítico ocorre devido ao lugar que o objeto ocupa no discurso, e não às propriedades intrínsecas do próprio objeto – o que corresponde exatamente à definição de semblante. Segunda, Lacan diz em seu resumo do seminário *O ato psicanalítico*:[10] "O psicanalista se faz de *objeto a*. Se faz, a ser entendido: se faz produzir; ...." Isso implica que ele seja produzido pelo analisante. Terceira, Lacan sublinha no Seminário 20:[11] "Não devemos crer que sejamos, de modo algum, nós mesmos que suportamos o semblante. Somos, ocasionalmente, o que pode ocupar o seu lugar, e nele fazer reinar o quê? – o objeto *a*."

Lacan não fala de um objeto qualquer, mas do *objeto a* – conceito plenamente desenvolvido na época deste Seminário 20. O analista nem mesmo é um semblante: ele só faz reinar o objeto como semblante – isto é, o objeto enquanto vazio, furo. Não é por nada que as modalidades do *objeto a* que Lacan evoca quando fala do final de análise sejam as mais evanescentes : o olhar, a voz.

Passemos então à "Proposição de 67", onde Lacan precisa justamente o que o analista torna-se no final, nessas duas modalidades do *objeto a*. Para examinar este ponto, vamos reportar-nos a um artigo de Eric Laurent[12] que nos foi muito útil para perceber as nuances do que Lacan propõe. Laurent supõe que se Lacan fala, em sua primeira versão, de reconstrução da realidade, é que essa estava "desconstruída", isso pelo fato de que a criança tinha podido observar, na impúbere desprovida justamente da penugem propícia a velá-la, a fenda da ausência do pênis. A realidade para esse sujeito ficou inteiramente pendurada no fato de que então a única janela para o mundo que passou a existir para ele tenha sido essa fenda – e a fantasia que o sujeito vai construir sobre isso será exatamente essa janela. Pela análise, o sujeito consegue uma redução da multiplicidade de suas escolhas amorosas à singularidade dessa fantasia: uma borda (a fenda) e um traço (a impúbere). O sujeito chega assim a saber um bocado daquilo que ele quer, de forma a poder atravessar essa fantasia. O analista, nesse movimento, fica reduzido, de uma variável passível de suportar todas as identificações, a um ponto, uma constante – que não seria afinal equivalente a zero (donde a afirmação de Lacan, sempre na "Proposição", sobre a "futilidade do termo liquidação para esse furo onde unicamente se resolve a transferência",[13] mas ficaria como um olhar, um público privado diante do qual o sujeito poderia continuar sozinho a sua tarefa de analisante. A ambigüidade da fórmula reside no fato de que reduzir o analista a um ponto de fuga determinado simbolicamente deixaria a possibilidade de tratá-lo como um valor nulo. Talvez tenha sido para eliminar essa ambigüidade que Lacan modificou tal passagem na segunda versão. Essa versão mais tardia fala do analista que se tornou uma voz e diz que ele não pode mais esperar um olhar de seu analisante, talvez para marcar a transformação do analista em algo de insuportável para esse sujeito cuja fantasia é escópica, de forma que ele possa virar as costas a esse analista e ir-se embora sem mesmo olhar para trás. O ponto mais importante da modificação feita na segunda versão é, entretanto, aquele que menciona a chave do mundo: chave fálica, *menos phi* – mas o sujeito percebe que essa chave só é obstáculo à relação sexual que não existe – não há um mundo onde essa chave poderia penetrar pelo buraco da fechadura e abrir a porta, só resta a janela.

Quanto ao segundo caso, Lacan muda "se encontrou" para "encontrou" (no sentido de achou, descobriu), assinalando a dimensão de descoberta do sujeito, de encontro, de desvelar do mundo no momento da travessia dessa janela representada pelo jornal do pai. A fantasia não é mais escópica e sim anal: o sujeito encontra sua posição diante do outro, aquela de não cessar de querer atingi-lo cada vez que esse último está em seu refúgio, à maneira deste pai que se refugia em seu WC, atrás de seu jornal. Laurent sublinha as palavras "efeito de angústia" e "báscula", para propor a seguinte leitura dessa passagem: "Na partida, temos um sujeito que faz irrupção, que bascula no dejeto do Outro, mais para pobre em desejo. Na chegada, temos a báscula invertida, o sujeito atravessa suas próprias dejeções para encontrar o enigma do desejo como desejo do outro."

Lacan diz que "o fim da análise guarda em si uma ingenuidade".[14] Essa ingenuidade é aquela do sujeito que, confrontado com a reaparição do objeto no real, não tem mais a necessidade de se velar a face, mas pode adotar uma atitude ingênua. Ele tratará de buscar alguma coisa desses objetos reais que se entregam a ele no mundo moderno. A ciência nos entrega objetos prontos-para-gozar, isso desperta à angústia subjetiva, com seu efeito: o mal-estar na civilização. Ora, o sujeito pode chegar à posição ingênua de pensar que pode fazer alguma coisa, que pode viver a pulsão na medida em que o horizonte de seu tempo lhe permite, sem entretanto acreditar que poderá assim escapar ao mal-estar.

Essa travessia consisitira, para o sujeito, em se dar conta de que pode ter um outro olhar além daquele do Pai morto, uma outra voz além daquela do Pai morto – e é precisamente isso que a psicanálise traz ao sujeito, a possibilidade de que deixe toda a sua história atrás dele como sua dejeção, deixando cair o semblante do Pai. Isso toca no que abordamos anteriormente a respeito das duas vertentes do grande Outro no Homem dos Ratos: no final, o sujeito deve se dar conta de sua relação com o Outro do significante enquanto tal, para-além do Pai morto. É só na redução desse Outro à materialidade de uma letra – *pequeno a* – que esta passagem se efetua de fato. Entretanto, isso ocorre através de um encontro com o desejo do Outro, o que é pontuado pelo afeto maior e que não engana: a angústia. Isso quer dizer que não há paz, para o sujeito, após a travessia da fantasia. O sujeito é libertado de tudo isso, mas deve voltar à ação, pois será sempre submetido a algum tipo de demanda.

Entretanto, podemos dizer que a relação do sujeito com essa

demanda não é mais a mesma. De fato, o obsessivo privilegia a demanda do Outro, promovendo-a ao lugar do desejo do Outro, que não deve desejar, mas sim demandar. Essa demanda é mesmo necessária para o sujeito, para que ele possa sustentar-se no impossível. A demanda do Outro mascara sua falta-a-ser, além de seu desejo: o Outro que demanda, que ordena, que faz a lei, parece ao obsessivo suficientemente consistente para lhe servir de garantia em sua luta contra sua própria divisão – é o que, entre outras coisas, o matema $\$ \lozenge D$ pode ilustrar. Na análise esta relação será modificada[15] – falaremos disso na conclusão. Adiantamos aqui que, para Freud, a pulsão quer o gozo (o que ele designa como "satisfação"), mas isso passa pelo significante, pela demanda. Isso não pode ser vislumbrado sem a psicanálise, é ela que faz com que isso seja sabido. Lacan diz: "A transferência é o que da pulsão, desvia a demanda, o desejo do analista é aquilo que a traz ali de volta."[16] Há então um operador que traz o sujeito de volta à pulsão: é o desejo do analista. Esse desejo opera por uma báscula, que faz vacilar o perfil do Ideal em proveito do *objeto a* – reencontramos essa passagem bem conhecida de Lacan onde ele diz que "a mola fundamental da operação analítica é a manutenção da distância entre o *I* e o *a*." É sobre esta queda da demanda do Outro enquanto idealizada pelo sujeito, em benefício do *objeto a*, que apoiaremos as formulações que enunciaremos a este respeito na conclusão.

Voltemos por enquanto ao sujeito que realiza a divisão entre os dois termos da fantasia. Ele é confrontado com dois valores possíveis para seu ser: *pequeno a* e *menos phi*. No momento em que a análise toca o próprio tampão da fantasia (o símbolo ♦), cada um dos elementos joga por sua conta. As modalidades do final vão se distinguir segundo o privilégio seja dado a um termo ou ao outro. Se a falta-a-ser do sujeito encontra um complemento fictício em um objeto, o final como passe para-além da fantasia deixa duas possibilidades: uma delas é que o sujeito se referencie sobre sua falta-a-ser, e a outra, que se referencie sobre um puro em-si.

Essa passagem da "Proposição" nos fala efetivamente de uma verdadeira desmontagem da fantasia, que é o sentido de sua travessia. A idéia do ser do sujeito, anotado enquanto objeto ou enquanto castração imaginária, já se encontrava no texto *Subversão do sujeito*, mas a "Proposição" dá um passo a mais. De fato, em *Subversão* Lacan ainda não tinha ultrapassado os limites da fantasia. A fantasia continuava a assegurar o gozo do Outro. Essas duas alternativas da múmia budista e do trágico grego não autorizam o sujeito a não mais se esgotar para assegurar o gozo do Outro. Esta formulação do final, mesmo sendo de menor alcance do que aquela da Proposição, não é entretanto de se jogar fora: o objeto budista e o trágico grego introduzem ao menos uma dimensão de perda que vai além da demanda do Outro.

De fato, o final concebido simplesmente como uma ultrapassagem do *eu ideal*, um mais-além da identificação ao falo imaginário, não garante que o sujeito tenha abandonado sua estratégia neurótica: ele pode ficar na posição de pensar estar aparelhado para identificar a demanda do Outro, de pensar que sabe o que o Outro quer, enquanto o final da análise deve conduzir o sujeito a um ponto de perda onde a demanda do Outro nem mesmo seja identificável, e onde por conseguinte ele seja confrontado com um desejo incompatível com a palavra.

A verdadeira saída da estratégia do neurótico supõe que o sujeito não pense mais que o Outro demanda a sua castração. No final, o sujeito deve dar-se conta de que o gozo não pode ser ilimitado, de que tem um enquadramento, mas esse limite não passa mais pela castração. De fato, a castração, em vez de ser uma ameaça, é um operador utilizado pelo neurótico para arrimar os lugares de sua fantasia fundamental, para continuar na incerteza sexual. A separação entre os termos da fantasia pode ser traduzida por esta fórmula: no final, é preciso que o sujeito se decida, e não ocupe mais uma infinidade de lugares. Esse sacrifício consiste não mais em assegurar o gozo do Outro, mas em se fazer responsável por seu próprio gozo.

Ora, isso cai como uma luva sobre a posição do obsessivo – que é aquela de nunca estar no seu lugar e de assegurar um só gozo, o do Outro. A estratégia do fim do tratamento no obsessivo consiste assim em fazer com que esse sujeito ocupe enfim um lugar – não aquele do qual ele fazia um ideal, mas simplesmente o seu, de onde ele possa gozar de um gozo que não é forçosamente cômodo. Sim, pois não se deve confundir esses postulados com aqueles que advogam que a análise deveria ser como uma tentativa de procurar o bom entendimento entre o sujeito e o gozo:[17] isso é próprio da psicoterapia, isso não funciona. A estratégia correta seria fazer com que ao menos esse gozo do sujeito seja aquele que lhe cabe, aquele que não lhe seja nem estrangeiro nem excessivo. Trata-se de consentir em suportar uma certa dose de gozo. Essa é uma maneira de ser feliz, não no sentido comum, mas em um sentido muito especial. Vejamos isso mais de perto.

Dissemos, no capítulo sobre o pai e o gozo, que a metáfora do pai tem como efeito tornar o gozo impossível. Se a operação psicanalítica tem um sentido, este é o de fazer com que esse gozo seja permitido ao sujeito, que o sujeito aceite ser feliz, consinta em ser feliz.[18] Lacan em *Televisão* diz que o sujeito é feliz,[19] e nos parece acrescentar que isso é uma conseqüência do fato de que o sujeito deve tudo ao acaso (*l'heur*), à fortuna, ao encontro, e que o acaso (*l'heur*) é sempre bom (*bon*), pois ele se repete[20] (*Bonheur* em francês quer dizer felicidade). Nós o compreendemos assim: ser feliz é consentir com um encontro que não o é. Em outras palavras, é consentir com uma perda. É justamente na medida em que o objeto é perdido que ele pode ser reencontrado mais e mais, ainda e ainda. Fazer o contorno desse objeto da pulsão sem jamais agarrá-lo é a melhor garantia de reencontrá-lo no mesmo lugar[21] na volta seguinte, para perdê-lo uma vez mais, e assim por diante, à maneira dos cometas. Isso é o real do gozo. Ao contrário, se o encontro fosse definitivo, ele não seria o bom: um cometa que viesse a entrar em colisão com um planeta se transformaria em meteoro e teria fatalmente seu movimento interrompido. Quando dois corpos se unem em um, o abraço é mortal, já dizia o mito contado por Aristófanes em *O banquete* de Platão. É melhor só aflorar esse objeto e passar adiante, para poder voltar ali – essa ida e volta constituem o modelo mesmo do gozo propriamente sexual.

Então, o sujeito é feliz – mas, quando se apresenta à análise, justamente ele não o reconhece. Ele está na dimensão da queixa. Ele se esforça ao máximo para se imaginar não o sendo, ele faz questão de sua falta-a-ser. Ora, o final da análise estabelece uma renúncia à falta-a-ser.[22] Ao cair o ser ideal do sujeito, correlativamente este ideal do ser não falta mais. Isso supõe que o sujeito se desembarace de certas identificações – mas isso não é suficiente: é preciso também que ele chegue a alcançar uma certa forma de felicidade, cuja expressão é a ingenuidade do final da análise da qual Lacan fala na "Proposição": é a ingenuidade do sujeito feliz.

Ora, para isso, é preciso que o sujeito chegue a uma nova aliança com a pulsão – o que só se torna possível após um certo percurso. O sujeito, que está às voltas com um conjunto de identificações e de semblantes, vai passar por um "percurso de desencantamento, de verdades sucessivas que se anulam sucessivamente",23 para chegar no final a uma relação determinada com o real – e não mais à realidade – diferença de dimensão entre Lacan e os pós¬freudianos – de forma a restabelecer um entendimento com a pulsão.

A relação do obsessivo com o gozo não é ligada à vertente da felicidade, pois o gozo nessa neurose está estruturalmente misturado com a ordem do semblante do pai. Mas o interessante é que, no obsessivo, o gozo não está ausente. Proibido ou impossível não quer dizer ausente. Ao contrário, ele chega a superar a defesa – o que Freud assinalou mais de uma vez. Ele está presente no sintoma – esse último podendo ser definido exatamente como o modo de gozo fundamental do inconsciente.[24] Presente sim, mas com um detalhe: "dele mesmo ignorado". Então, um final de análise possível para o obsessivo é aquele que o leva a aperceber-se, a dar-se conta do gozo de seu sintoma – e freqüentemente não se trata mais para ele de renunciar a esse gozo, o que traz a bizarrice de fazer, de sua própria neurose, a sua cura.

Lembremo-nos do que diz Lacan em um de seus últimos seminários, o de número 24:[25] "Desde então, o que quer dizer conhecer? Conhecer seu sintoma quer dizer saber fazer com ele, saber desembaraçá-lo, manipulá-lo. O que o homem sabe fazer com sua imagem, corresponde por algum lado a isso, e permite imaginar a maneira pela qual a gente se vira com o sintoma. ... Saber se virar com seu sintoma, é isso o final da análise."

A travessia da fantasia da qual Lacan nos fala pode ser entendida como uma flexibilização das condições da escolha objetal, nesta nova aliança com a pulsão. No obsessivo, isso talvez não seja obrigatório. Em outras palavras, podemos dizer que há uma só maneira de efetuar esta travessia. De fato, para esse sujeito que oscila sempre entre dois significantes, a estabilização em um só lugar, uma só posição, pode constituir um final igualmente válido. Essa escolha pode ser confirmada e não alargada – o que não é pouco, para um sujeito para o qual o próprio ato de escolher apresenta às vezes dificuldades insuperáveis. Esta é uma forma para que o sujeito possa reconciliar-se com seu sintoma, para ter acesso à felicidade lá onde só havia mal estar. Não é por nada que o percurso do *grafo* de "Subversão do sujeito"[26] volta ao ponto *s(A)* do sintoma, uma vez a fantasia atravessada – acreditamos que essa formulação de 1960 ainda guarda toda a sua pertinência.

É essa concepção do final (sem dúvida não a única possível no obsessivo – a questão permanece aberta) que a conclusão a seguir se esforça por articular.

CONCLUSÃO

Tocamos no fim deste longo percurso. Quisemos sublinhar a importância de uma decifração precisa da neurose obsessiva para revalorizar a clínica psicanalítica, ameaçada nos tempos correntes. Tivemos êxito? Ojulgamento não cabe a nós.

Nosso último objetivo deveria ser o de unir as diversas linhas que seguimos, para poder concluir. Mas na verdade, deixar algumas destas linhas desatadas não nos inquieta além da conta: poderíamos argumentar que a natureza do campo do qual nos ocupamos não nos permite fazer de outra forma. Também, estas últimas palavras não serão longas: não hesitaremos em propor, para um trabalho de um número relativamente grande de páginas, uma conclusão bem breve. Não queremos, na verdade, fazer aqui o balanço de tudo o que precede: talvez isso não seja realmente útil. Além do mais, no campo psicanalítico – que isso se entenda, guardadas as devidas proporções, a título de analogia – o final justamente não é o melhor momento para prolongar o dizer. Nossa argumentação converge em realidade em direção a um único ponto. Isso não é uma metáfora: falaremos efetivamente de um ponto – veremos do que se trata.

Duas afirmações de Lacan contribuíram para determinar o eixo de nosso trabalho:

"... a psicanálise, ou seja isso que um procedimento abre como campo para a experiência, é a realidade."[1]

"... depois da distinção do sujeito em relação ao [a], a experiência da fantasia fundamental torna-se a pulsão."[2]

Por que podemos dizer que giramos ao redor dessas duas frases? Porque esses três termos: realidade, fantasia, pulsão – tomam seus lugares na palavra-chave que nos guiou nesse circuito: a estratégia.

De início, a estratégia do sujeito.

É em relação a uma posição subjetiva determinada, reflexo de sua fantasia, que o sujeito se coloca diante da realidade. Se falamos de posição, é preciso pensar nas coordenadas simbólicas que definem a posição de um ponto no espaço. A estratégia do sujeito obedece a uma política fundamental, aquela que inspira seu combate: encontrar essas coordenadas,

Resolver o enigma das origens e dos destinos é responder à questão subjetiva por excelência, a questão sobre a existência. Ora, ingenuamente, o sujeito acredita que é na realidade que o cerca que poderá encontrar essa resposta. Sua estratégia é o plano que ele traça para tratar de manejar os elementos que acredita perceber na realidade. Mas ele só pode olhá-los, esses elementos da realidade, através da janela da fantasia. O que pode tirar deles só existe em função de certos equivalentes que lhe foram dados pela própria estrutura dessa fantasia, da qual Lacan propôs a seguinte formulação, no que concerne ao sujeito obsessivo:[3]

$$\cancel{A} \lozenge \varphi \ (a, a', a'', a''', ...)$$

Eis aqui a estratégia que decorre disso: o sujeito tenta fechar os parênteses em torno do conjunto de objetos, através da significação fálica. Ele quer tudo englobar, fazer disso um todo: o falo todo-potente, capaz de inscrever a toda-realidade, de permitir ao sujeito o gozo de todos os objetos, de assegurar a existência de seu ser através dessa capacidade de gozar do todo. É o que podemos chamar de estratégia da realidade esférica. Mas isso não funciona. É precisamente no momento de realizar sua fantasia que há afânise. Essa realidade é NÃO-TODA, a série não termina, não pode ser englobada a não ser incluindo a notação dos três pontos de infinito ..., notação que representa o ponto de fuga. O falo é propriamente impotente para fazer da realidade uma esfera, porque o gozo que lhe é próprio é aquele da detumescência, do esvaziamento.

Querendo levar seu falicismo às últimas conseqüências, a estratégia do sujeito obsessivo volta-se contra ele, ele fica no impasse. Nós o lemos muito bem no matema de sua fantasia fundamental: no primeiro termo, aquele do campo do sujeito, ele trata de identificar-se ao Outro do gozo absoluto. O problema é que o Outro também não existe: O Outro falta, não tem resposta para a questão subjetiva. O Outro todo-poderoso está morto – é exatamente o que a barra nos assinala. Insistindo sobre este ponto de identificação, o sujeito só consegue identificar-se a um morto. O Grande Outro barrado é uma escritura da detumescência, esvaziamento.

A estratégia do sujeito, fora da análise, fica nesse nível de identificação descrita pelo esquema L. Por um certo tempo, o sujeito pode ter um relativo sucesso, podendo chegar a costurar a ilusão de forma relativamente satisfatória, apoiando-se justamente sobre os objetos prontos-para-gozar do mundo moderno, alargando seu campo através de uma palheta de objetos: *a, a', a'', a'''*. Entretanto, esse registro do imaginário é estruturalmente insuficiente para dar conta da angústia que faz irrupção nos intervalos dessa série. É o que Freud chamou de mal-estar na civilização. Grande Outro barrado, isso pode ler-se de uma outra forma: é a pulsão de morte. Encontramos mais de uma vez este elemento: detumescência, entropia, pulsão de morte.

Retomemos o termo estratégia. Podemos definir a estratégia subjetiva, em psicanálise, como o modo pelo qual o sujeito tenta confrontar-se com a demanda do Outro. Então, se devêssemos escrever o matema da estratégia, seria $ ♦ D. Ora, é por essa mesma notação que Lacan indica que a demanda do Outro toma função de objeto na fantasia, que se reduz à pulsão.[4] Isso é a própria escritura da pulsão. É precisamente o que o obsessivo desconhece, porque esse campo está tamponado, na fantasia, pela realidade "falicizada" que ele tenta construir para si: *phi minúsculo (a, a', a'',...)*, realidade que mascara a relação do sujeito com a pulsão.

Então, o que podemos dizer da estratégia do analista? De início, é preciso considerar as nuanças desse termo: de fato, sob certos aspectos, não deveríamos propriamente falar de estratégia do analista. Utilizamos essa expressão em nossos capítulos, e isso foi muito útil para clarear nosso raciocínio – mas preferimos agora fazer bascular um pouco nosso próprio discurso, e deixar-nos surpreender pelo fio que seguimos. Estratégia do analista... talvez não, pois se abordarmos o procedimento por esse viés, arriscamo-nos a cair na dialética intersubjetiva, onde dois sujeitos confrontam-se no que a teoria dos jogos chamou de jogos de estratégia. O analista não pode ceder à tentação de opor, à astúcia do sujeito, a sua própria. O analista não está aí como sujeito mas como função: ele faz funcionar seu desejo. O único sujeito presente é o sujeito do inconsciente. É ao querer encontrar uma estratégia do analista – controlar a realidade TODA do sujeito na técnica ativa, levar o sujeito a diminuir a distância em relação ao objeto etc. – que os pós-freudianos se extraviaram.

É exatamente nesse ponto que o debate foi esclarecido por Lacan. No que concerne a nosso propósito, acreditamos que um dos alcances fundamentais da descoberta lacaniana é o de estabelecer – tal é nossa leitura – que *melhor do que falar de estratégia do analista, é falar daquela da psicanálise.*

Essa noção é de natureza a precisar certos pontos deixados em suspensão em nosso último capítulo. Assim, quando assinalamos com Lacan que o analista deve fazer reinar o objeto *a*, uma questão aparentemente ingênua poderia se colocar: mas como fazê-lo? Por qual estratégia deve o analista chegar a este resultado? Não há receita, ao menos não enquanto estratégia do sujeito analista. O que é preciso fazer é, sem recuar, deixar instalar-se o discurso analítico tal como Lacan o definiu, o que só é possível em função do resultado que o analista obteve de sua própria análise. O analista é um efeito do discurso analítico – e é a emergência de um desejo novo, de um desejo dissidente, que permite que ele possa ocupar por sua vez o lugar de agente desse discurso. Não há estratégia para atingir esse lugar que não passe pelo próprio discurso analítico. A questão ingênua mereceria assim uma resposta igualmente ingênua: como fazê-lo? Bem, em se fazendo analisar, e em se assegurando de ter efetivamente empurrado sua análise até o final.

Conseqüentemente, preferimos falar de *estratégia da psicanálise*, enquanto procedimento que vai *abrir um campo determinado à experiência*. Essa experiência é justamente aquela onde a fantasia fundamental vai se tornar a pulsão, onde esse campo fechado, envelopado, esférico e fixo da fantasia, será *aberto* ao movimento pulsional. Poderíamos falar da estratégia da pulsão, em oposição àquela da realidade esférica.

Se nos decidimos a tentar a via arriscada do matema, em nossa conclusão, sabemos que o perigo de definir um conceito por um outro conceito não fica longe. Tentemos então ser mais claros. O que quer dizer "que a experiência da fantasia torna-se a pulsão"? Trata-se para nós de um processo de decantação, de depuração. Falamos de uma "palheta" de objetos: é preciso reduzir essa palheta a uma só cor, encontrar o elemento mínimo, concentrar essa escolha, resolver essa multidão de posições de forma a fazer valer uma só, a posição fundamental. Limitá-la a um só ponto: aquele onde o sujeito está todo nu, todo desarmado, diante da demanda do Outro, fonte última da angústia, afeto que nunca engana. Essa redução a um só ponto, podemos escrevê-la assim:

$$\mathcal{S} \cdot D$$

O próprio losango desapareceu, a janela da fantasia foi atravessada. Nada mais cobre esse ponto de horror onde o sujeito foi conduzido pela presença fria desse outro real (pequeno *a*) que é o analista. Entretanto, a própria demanda se dissolve também. De fato, a demanda, enquanto veiculada pelo significante, não se sustenta nesse nível, que é aquele de uma presença principalmente muda. Por trás desse D maiúsculo que cai, é o objeto *a* que se esgueira. Escrevamos uma nova fórmula:

NOVAMENTE VAMOS INSERIR UMA SÓ IMAGEM POR PÁGINA DEVIDO A LIMITAÇÕES DE NOSSO PROGRAMA DE IMPRESSÃO.

$$\$ \cdot a$$

Esse ponto, por não ser mais que um ponto, não deixa entretanto de impedir que o sujeito e o objeto possam coincidir. Esse ponto que permanece, que resiste no meio, podemos considerá-lo como um centro de gravidade,[5] em torno do qual S barrado e pequeno *a* podem pôr-se a girar.

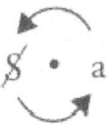

E eis aí que estamos novamente no movimento, à maneira de um sol e seu planeta, girando ambos em torno de um centro de gravidade. Acrescentemos um terceiro movimento, aquele de um cometa que faz o contorno tanto do sol quanto do planeta (IMAGEM NA PRÓXIMA PÁGINA).

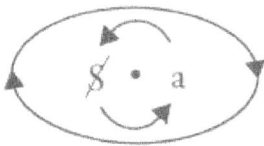

Completemos agora nosso raciocínio. Trata-se do movimento da pulsão, fazendo o contorno das bordas do corpo do sujeito, e contornando o objeto, em um vaivém sem fim. Evocamos freqüentemente a gravitação para falar da realidade (conforme os planetas sem boca). Eis aqui então uma representação da realidade pulsional do final de análise. Seria isso muito diferente do que tínhamos antes? O sujeito não está igualmente fixo nesse movimento que obedece às leis da gravitação universal? Há verdadeiramente uma grande diferença em relação à situação da qual partimos, $ ◆ D?

Nem tanto, diríamos nós, contudo é diferente. Essa mudança incide sobre a estratégia do sujeito. Este losango que se torna um ponto, eis a diferença. De fato, a psicanálise não modifica a pulsão. Não, a pulsão é eterna, e além do mais, deve submeter-se a certas leis, já que é gramatical. O que pode se modificar é a estratégia do sujeito, por onde ele vai entrar no movimento de seu tempo. Eis o que queremos dizer pelo matema do ponto no meio: o sujeito é de agora em diante solidário da pulsão – no sentido em que dois corpos submetidos à lei da gravitação universal podem ser solidários. Não há mais necessidade de esperteza, nem de proezas. As flechas quebradas que constituíam a borda desse losango – as flechas da astúcia interposta entre o sujeito e o Outro – abriram-se (é a travessia da qual falamos) e foram animar um outro movimento. Antes, a posição do sujeito estava fixa, enquanto as flechas de sua esperteza moviam-se. Agora, é o próprio sujeito que se desloca, e é o ponto no meio que ficou fixo.

$$\cancel{S} \Diamond a \;\Rightarrow\; \cancel{S}\, \circlearrowright a \;\Rightarrow\; \cancel{S}\, a \;\Rightarrow\; \cancel{S} \,\bullet\, a$$

Mas atenção: ser solidário não quer dizer estar em harmonia – de fato, não há harmonia possível entre o sujeito e um gozo que é da ordem do real. Se quiséssemos desenhar um movimento harmônico, seria assim:

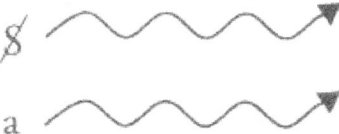

Ora, tal não é o movimento que propusemos. Nesse outro movimento do qual falamos, o sujeito, reconciliado com a pulsão, pode se servir dela para relançar o pega-pega infinito que o separa do objeto. Não é tão alvissareiro, mas por que não? Agora, ao menos, o sujeito sabe um pouco daquilo que ele procura. Este novo saber, ele o aprendeu da própria experiência, de ter sido capaz, na travessia, de se olhar de um ponto exterior tanto à sua posição, quanto à posição do objeto – este ponto de onde ele conseguiu ver a ilusão imaginária se desfazer. É só através desse movimento que o sujeito pôde, de sua palheta, escolher uma cor, encontrar seu estilo.

A esfera tornou-se uma elipse, com o cometa da pulsão fazendo aí efeito de um ponto de fuga, destinado a percorrer espaços estrangeiros e longínquos do universo antes de retornar ao mesmo lugar – ou quase, pois todo o conjunto se desloca igualmente em torno de um outro centro de gravidade, e assim sucessivamente até o infinito. Então, não há possibilidade de fazer disso um todo – isso escapará sempre a toda tentativa de uma apreensão subjetiva completa.

Quanto ao modo de gozo do sujeito, teria ele se modificado? Nossa resposta é a mesma: não é tão distinto assim; entretanto, é diferente. O sujeito aprende a perceber, talvez, que esse movimento de inchação e detumescência, bem, é na verdade por aí que ele pode obter seu gozo. Este vaivém, para dizer a verdade, é o próprio do gozo. Pela travessia do final, o sujeito pode pelo menos chegar a isolar este pedacinho de gozo que lhe é destinado, e fazer o que ele pode com isso – mas de agora em diante, sem ser mais obrigado a deter-se sobre sua vertente mortífera. Sim, porque este duplo movimento tem um lado de entropia, de retorno ao ponto zero, mas pouco depois, o movimento parte para um novo vôo, esse cometa lança-se virtualmente em sua corrida – e isso é pelo menos distinto da inércia da morte. Não é nada mal que o sujeito obsessivo consiga separar-se de seu espectador de sempre...

Isso nos remete uma última vez à nossa metáfora teatral. As estratégias da realidade esférica, que podemos igualmente chamar de estratégias do eu, reduzem-se freqüentemente a uma pedagogia, uma educação – lembremos-nos da *Escola de mulheres*[6] de Molière. Trata-se de um esforço para construir um eu, fadado ao fracasso, provocado justamente pela irrupção pulsional. Toda educação visa a construção de um eu. Para o obsessivo, essa estratégia é ainda mais fadada ao extravio, porque seu eu já é uma construção.

No teatro do obsessivo, a cena está fixa, interminável, paralisada no tempo diante de um espectador bem sinistro. Pela análise, chegamos à desconstrução dessa peça de mau gosto, desse teatro trágico. É preciso que essa peça chegue ao seu fim, que a cortina caia, para marcar a queda das identificações, a separação do espectador

– para que o sujeito possa enfim ir fazer outra coisa. O sujeito parte com a impressão de que era muito ruim, e além do mais banal, esse teatro da morte – mais vale sem dúvida fazer uma comédia.

Ora, para modificar a peça, é preciso passar da posição de ator àquela de autor. Ir fazer outra coisa – isso pode conduzir o sujeito, por exemplo, a passar da banalidade de seu teatro pessoal para a criação original de um novo saber. O autor é aquele que testemunha desse saber ao qual ele pôde atingir, fazendo da experiência humana algo de aproveitável. Não é preciso que esse saber seja enorme – um pedacinho é suficiente. Mas para sair de sua temporalidade fixa, de seu «tempo para compreender» estendido ao infinito, é preciso que o sujeito obsessivo seja capaz de chegar ao "momento de concluir", o único que pode relançar um novo «instante de ver», para que esta peça faça série e seja transmissível. É pela travessia última de sua análise que ele poderá escrever uma primeira vez a palavra FIM, chegando assim a este ponto último e único, a esta manchinha de tinta: o ponto final.

NOTAS

Capítulo 1. O obsessivo, o falo e a questão sobre a existência

[1] *Escritos*, p.438-60.

[2] Ibid., p.559.

[3] Cf. uma elaboração de Jacques-Alain Miller em seu curso na Universidade de Paris VIII, em 15.4.92.

[4] *Escritos*, p.561.

[5] Ibid., p.681-90.

[6] Ibid., p.702.

[7] Lacan volta mais tarde à questão da significação do falo na lição de 19.1.1972 do Seminário 19, ...*Ou pire*.

[8] Cf. as duas últimas frases de "A ciência e a verdade", nos *Escritos*, p.892.

[9] Cf. Lacan, Seminário 6, lição de 10.6.1959. Nosso neologismo refere-se ao fato do sujeito assumir a posição de funcionário do falo.

[10] Seminário 6, mesma lição.

[11] *Escritos*, p.452.

[12.] Idem.

[13.] Ibid., p.453.

[14.] Ibid., p.837.

[15.] Em seu curso citado acima, no dia 13.3.91.

[16.] Em "De uma questão preliminar", p.578 dos *Escritos*. Ver também p.575.

[17.] Cf. uma elaboração de Jacques-Alain Miller em seu curso na Universidade de Paris VIII, em 13 e 27 de março de 1991.

[18.] Seminário 8, página 248.

[19.] Ibid., p.233.

[20.] Ibid., p.234.

[21.] Idem.

[22.] Ibid., p.244.

[23.] Ibid., p.258.

[24.] Idem.

[25.] Cf. uma elaboração de Colette Soler em seu seminário em 6.3.91.

[26.] *Escritos*, p.648-9.

[27.] Ibid., p.864. Ver a nota de pé de página que Lacan acrescenta em 1966.

[28.] Ponto que foi igualmente sublinhado por Jacques-Alain Miller em seu curso citado acima.

[29.] Ver nos *Escritos* respectivamente p.836, 837 e 838 para cada uma dessas três citações.

[30.] *Escritos*, p.836.

[31.] Cf. Jacques-Alain Miller em seu curso citado acima.

[32.] Seminário 8, p.257.

[33.] Vamos nos permitir uma divertida referência ao patrimônio cultural brasileiro: a música de Chico Buarque que canta "o que será que me dá, que me bole por dentro, será que me dá...", fornece um perfeito vislumbre da perplexidade do sujeito diante da pulsão.

[34.] De fato, mesmo seguindo o Lacan mais tardio que anuncia o *phi maiúsculo* como significante do gozo e não mais do desejo, sabemos que, do lado do sujeito, a aspiração a ser o falo enquanto objeto do desejo do Outro mostra que, pelo menos no imaginário do sujeito, o falo permanece capaz de articular a questão do desejo.

[35.] Seminário 20, p.36.

[36.] Serge Leclaire, *Psicanalisar*, p.93. No capítulo 3 abordaremos esse caso com mais detalhes.

[37.] Maurice Bouvet, "Incidences thérapeutiques de la prise de conscience de l'envie du pénis dans la névrose obsessionnelle feminine", *Revue Française de Psychanalyse*, vol.XIV, nº2, 1950, p.215-43.

[38.] Seminário 8, p.244.

[39.] Ella Freeman Sharpe, *Dream Analysis – A practical handbook for psycho-analysts*, (O sonho ocupa o capítulo 5 deste livro, p.125-148).

[40.] "La troisième", *Lettres de l'EFP*, nº16, p.193.

[41.] Traremos, no próximo capítulo, precisões sobre o conceito de gozo. O que acabamos de descrever aqui será mais fácil de apreender quando Lacan nos tiver introduzido, por exemplo, às nuances que existem entre gozo fálico e gozo do Outro.

[42.] Debate esse que já se manifesta mesmo antes da invenção do objeto *a*, desde "A direção do tratamento". Ver a esse respeito p.646 dos *Escritos*, onde Lacan fala do analista que se introduz na fantasia e se oferece como hóstia, dizendo "comei meu corpo, bebei meu sangue".

[43.] Seminário 8, p.248.

[44.] Ibid., p.250.

[45.] A questão da degradação do *phi maiúsculo* na fantasia do obsessivo parece igualmente visível no caso do sonho do unicórnio descrito por Leclaire (op.cit.). Voltaremos a isso no capítulo 3.

[46.] Seminário 8, p.251.

[47.] Idem.

[48.] Cf. uma elaboração de Jacques-Alain Miller em seu curso, citado acima.

[49.] A articulação das questões do objeto, da realidade e do falo é proposta assim por Lacan no Seminário 8, p.376: "De fato, a defasagem do objeto do desejo com relação ao objeto real, na medida em que possamos aspirar a ele, é basicamente determinada pelo caráter negativo ou incluso da aparição do falo."

[50.] Seminário 16, lição de 21.5.69.

[51.] *Escritos*, p.892.

[52.] Cf. uma elaboração de Jacques-Alain Miller em seu curso op. cit., lição de 27.5.92.

Capítulo 2. O pai, a dívida e o gozo

[1.] O que pode ser percebido facilmente pela leitura de *Hamlet*.

[2.] Mais tarde Lacan vai separar os termos "mito" e "fantasia".

[3.] Lacan, *O mito individual do neurótico*, páginas 9-19.

[4.] Freud, "Romances familiare", p.243-50.

[5.] Em *Televisão* Lacan acrescenta, na p.55, que o mito é a tentativa de dar forma épica ao que se opera da estrutura.

6. Esse texto de Lévi-Strauss foi publicado no número de 1956 do *Bulletin de la Société Française de Philosophie*, e a breve intervenção de Lacan figura também na publicação.

7. No Seminário 17, p.118, Lacan diz ainda: "o mito não poderia ter um outro sentido a não ser aquele ao qual o reduzi, o de um enunciado do impossível."

8. Lacan, "Variantes do tratamento-padrão", in *Escritos*, p.356.

9. É interessante notar, a esse respeito, a marca dessa cena sobre a questão da agressividade, relacionada pelos pós-freudianos com a frustração imaginária. Lacan a relaciona sobretudo à imagem fálica e à castração simbólica. A ferida narcísica não passa forçosamente pela frustração. De fato, aqui, o rato é um nome do sujeito. Toda agressividade de nosso sujeito pode ser simbolizada nessa identificação com o rato: gozar mordendo.

10. Fechamos aqui esse texto, economizando o comentário do episódio do beijo proibido, tirado da biografia de Goethe, do qual Lacan fala também em *O mito individual do neurótico*, episódio entretanto interessante para ilustrar a questão da proibição do gozo e do objeto de desejo enquanto impossível. O episódio que precede aquele do beijo e que diz respeito ao disfarce de Goethe em sua viagem a Estrasburgo é também interessante, já que ele põe em cena a fuga obsessiva diante do objeto. O desdobramento e o ser alhures do que nele próprio estão, naturalmente, em jogo na problemática do disfarce.

11. Seminário 8, p.295-6.

12. Uma parte importante do presente capítulo deve muito ao colega Reginald Blanchet, que gentilmente fez muitas sugestões preciosas baseadas em suas elaborações durante conferência inédita que

pronunciou em 26.3.92 no Collège Franco-Brésilien em Paris, intitulada "Le pouvoir du père et la logique du semblant".

[13]. Essa questão está com efeito onipresente na obra lacaniana; além do mais, de forma velada, Lacan não tendo querido, como se sabe, levar a cabo seu projeto de tratar do Nome-do-Pai em um seminário inteiro, por causa de sua "excomunhão". Assim, isso volta, de forma não explícita, na obra lacaniana, como Jacques-Alain Miller apontou em seu curso de 1991-92 na Universidade de Paris VIII.

[14.] Mais exatamente, *Les entretiens de Sainte-Anne sur le savoir du psychanalyste* (1971-72), inéditas, às vezes consideradas parte integrante do seminário do mesmo ano, *...Ou pire*, ou Seminário 19.

[15.] Nos capítulos 12, 13, 16, 19 e 21, correspondentes respectivamente às lições de 6 de março, 13 de março, 3 de abril, 15 de maio e 5 de junho de 1957.

[16.] Um outro aspecto que pode nos interessar nesse seminário é que Lacan toma aí o exemplo do Pequeno Hans. Isso nos permitirá comparar, no fim deste capítulo, os efeitos da questão do pai no sujeito fóbico e no sujeito obsessivo.

[17.] Uma outra forma de dizê-lo é postular que a linguagem faz aparecer a hiância do simbólico enquanto tal: é isso que faz apelo ao horizonte de Deus. Não há linguagem sem Deus: a finitude da primeira se coloca na infinitude do último, assim como o relativo define o pai referindo-se no absoluto: o pai absoluto, o pai verdadeiro, o Pai.

[18.] Cf. p.563 dos *Escritos*.

[19.] Seminário 8, p.287-90.

[20.] Lacan diz em "A significação do falo" (*Escritos*, p.700-1) que o significante fálico é a marca do desejo, e que ele é uma dependência introduzida pelo Nome-do-Pai. Esse significante, diz Lacan, é no lugar do Outro que o sujeito tem acesso a ele, mas esse significante só estando aí velado e como razão do desejo do Outro, é esse desejo do Outro como tal que é imposto ao sujeito para reconhecer, isto é, reconhecer que o Outro é ele próprio sujeito dividido da *Spaltung* significante. Lacan diz que o desejo da mãe é o falo – nós acrescentamos que é na medida em que a mãe sofre a incidência do Nome-do-pai que ela se constitui, para o sujeito, como desejante.

21. Lacan, Le seminaire interrompu – leçon du 20.11.61 sur "Les Noms du Père." In: *L'Excommunication*. Supplément à *Ornicar?*, 1977, nº8, p.110-11.

22. Para esse seminário inédito, consultamos notas de origem muito incerta; portanto, citamos essa passagem com muitas reservas.

23. Idem, e, no Seminário 5, cap.VIII sobre a foraclusão do Nome-do-Pai, no cap.IX sobre a metáfora paterna, e no cap.X sobre os três tempos do Édipo.

24. *Escritos*, p.827-8.

25. Ibid., p.827.

26. Ibid., p.562.

27. Ibid., p.563.

28. Essa afirmação vai no sentido da tentativa do obsessivo de postular um Outro consistente que seria capaz de responder à sua questão, e de preencher os intervalos da cadeia significante de forma a elidir a falta.

29. *Escritos*, p.839.

30. Seminário 17, p.112-3. A frase original sendo, como todos sabem, "Se Deus está morto, então tudo é permitido".

31. Lacan, "Leçons publiques du docteur Jacques Lacan à la Faculté

Universitaire Saint-Louis à Bruxelles, les 9 et 10 mars 1960, sur l'Ethique de la psychanalyse", *Quarto*, nº6.

[32.] É curioso notar que em 1960 Lacan diz que o pai interdita o desejo – enquanto o pai, ao contrário – é Lacan mesmo quem o demonstra – articula o desejo e a Lei, e portanto em uma certa medida torna possível o desejo. No seminário 17 Lacan vai preferir falar de uma interdição de gozo. É verdade, por outro lado, que nessa passagem da conferência em Bruxelas Lacan se refere ao que diz Freud em *Totem e tabu*, e não forçosamente à sua própria interpretação.

[33.] Seminário 17, p.116.

[34.] Idem.

[35.] *Les entretiens de Sainte-Anne*, lição de 1.6.72.

[36.] Procure as últimas referências respectivamente nas páginas 121, 118, 121 de novo, 117, 161 e 129 do Seminário 17.

[37.] Lacan, "Clôture du Congrès de Strasbourg de l'EFP, le 24.3.76", *Lettres de l'EFP*, nº19.

[38.] Seminário 16, *D'un autre à l'Autre*, inédito, citado sob reservas, lição de 21.5.69. As próximas três citações referem-se à mesma lição.

[39.] Trata-se de um ponto longamente comentado por Jacques-Alain Miller em seu curso do ano 1991-92 na Universidade de Paris VIII. Retivemos especialmente suas formulações da lição do dia 26.2.92, sobre as quais nos apoiamos largamente nessa parte do presente capítulo.

[40.] Cf. a lição de 4.11.71 dos *Entretetiens de Sainte-Anne*.

[41.] Seminário 20, p.35.

[42.] Lacan, *Radiophonie*, p.61.

[43.] Lacan, *De la psychanalyse dans ses rapports avec la réalité*, p.58.

[44.] Seminário 20, p.16.

[45.] Lacan, "La troisième" (1.11.74), p.190.

[46.] Seminário 20, p.17-8, e também p.15.

[47.] "La troisième", p.192.

[48.] Idem.

[49.] Essas últimas citações, no seminário 20, p.111-2, 98, 96 e 131.

[50.] Lacan diz, mais precisamente: "Do Outro, gozamos 'mentalmente'." (as aspas são dele). Trata-se de uma passagem em que ele afirma que não gozamos sexualmente do Outro, que só gozamos de nossos fantasias, ou melhor: que nossos fantasias nos gozam. Lacan desenvolve considerações sobre *lalangue* e sobre a "não relação sexual", no sentido de estabelecer que o significante é corpo em sua materialidade, mas não tal corpo particular. Seminário 19, *...Ou pire*, inédito, citado sob reservas, lição de 8.3.72.

[51.] Seminário 20, p.143.

[52.] Seminário 22, *RSI*, lição de 10.12.74.

[53.] Jacques-Alain Miller, aliás, diz que há múltiplos gozos diferentes, aí incluídos aqueles de falar e de escutar. Cf. "Teoria de los goces", in *Recorrido de Lacan*, p.159). Na edição brasileira desse livro (*Percurso de Lacan*) não foram incluídas as "Conferencias Porteñas", das quais faz parte a conferência acima citada.

[54.] Seminário 20, p.96.

[55.] Seminário 22, lições de 10 e 17.12.1974.

[56.] Lacan, *De la psychanalyse dans ses rapports avec la réalité*, p.58.

[57.] No sentido de ilusão imaginária que o sujeito se constrói, mas também do ilusório, porque essa pesquisa não pode concluir, pelo fato de que há disjunção entre o "eu penso" e o "eu existo".

58. *Radiophonie*, p.86.

59. "Subversão do sujeito", in *Escritos*, p.836.

60. É o que Lacan diz igualmente em *Jacques Lacan à l'Ecole Belge de Psychanalyse*, p.20: "A referência do discurso analítico é a falar propriamente o gozo, e não qualquer um, ... é o mais-de-gozar. Por paradoxal que isso possa parecer, a essência mesma do mandamento, da consciência moral, é isso, não o gozo nele mesmo, mas essa alguma coisa que resulta enfim do gozo, é um mandamento, é um mandamento impossível a satisfazer."

61. "Subversão do sujeito", in *Escritos*, p.836.

62. Lacan, *Televisão*, p.45. Explicitaremos mais adiante o sentido dessa expressão.

63. Poderíamos dizer que o Pequeno Hans percebe bem demais a gentileza de seu pai, e conseqüentemente não cava o fosso entre o pai real e o pai imaginário.

64. Entendido não no sentido da substituição, mas sim no da designação.

65. Nisso ele foi ajudado, naturalmente, pelo lugar que seu próprio pai reserva para Freud.

66. Paul Claudel. *Le pain dur*, ato II, cena III, p.247.

67. Lembremos-nos da já citada frase de Lacan sobre o pai aspirado pelo neurótico ser o pai morto.

68. Lacan, Seminário 11, p.192.

69. Ella Freaman Sharpe, *Dream Analysis – A Practical Handbook for Psycho-analysts*. Ver cap.V, p.125-48.

70. Essa estratégia será explicitada no próximo capítulo.

71. Freud, "Notas sobre... (O Homem dos Ratos) ", p.172.

72. Onde podemos notar que pôr em cena a castração e garantir a

função fálica não são a mesma coisa.

[73.] Lição de 21.5.69 do Seminário 16.

[74.] O matema do discurso do mestre/senhor dá conta igualmente dessa dialética: o mestre enquanto agente (S_1) oculta sua própria divisão (S barrado) e põe em seu benefício o saber do escravo (S_2) para produzir os objetos para o seu gozo (*a*). No lugar da verdade, nesse discurso, lemos que o mestre é castrado como qualquer outro sujeito (o rei está nu).

[75.] Lacan, *Televisão*, página 29.

Capítulo 3. As feras do real

[1.] Seminário 4, p.26.

[2.] Ibid., p.27.

[3.] Texto inicialmente publicado na obra coletiva *La psychanalyse d'aujourd'hui*, e depois em Maurice Bouvet, *Ouvres psychanalytiques. Tome I: La relation d'objet*, p.161-225. A consulta foi feita nessa última fonte.

[4.] Na p.190:"Assim, se ele se sentisse no ponto de ser irritado por mim, ele qualificaria esse movimento de leve aborrecimento provocado pela rigidez técnica." E em seguida:"Enfim para todo o mundo o aborrecimento ou a ironia são da classe das manifestações agressivas." Lacan cita essas duas frases na p.29 do Seminário 4.

[5.] Esses trechos estão no Seminário 5, p.430 e 431.

[6.] Seminário 8, p.204.

[7.] Ibid., p.244.

[8.] Seminário 2, p.296-303.

9. Seminário 8, p.255-6.

10. Lacan, "La troisième".

11. Anna Freud, *O ego e os mecanismos de defesa*, p.63-8.

12. Sigmund Freud, "Um paralelo mitológico com uma obsessão visual", p.381.

13. Guy Clastres, Serge Cottet et al., "Demande, désir, jouissance dans la névrose obsessionnelle", in *Hystérie et obsession*, p.315-25.

14. Serge Leclaire e Jean Laplanche, "L'inconscient, une étude psychanalytique", in *L'inconscient. Colloque de Bonneval*, p.95-130. Há uma tradução em português: Henri Ey (dir.), *O inconsciente. VI Colóquio de Bonneval*. Tempo Brasileiro, Rio de Janeiro, 1969, 207p. O capítulo que descreve o sonho está nas p.125-36, e os comentários de Leclaire nas páginas 145-54. Este livro em português está esgotado, por isso, fornecemos a paginação do original, e depois mencionamos a página da versão brasileira.

15. Cf. a p.225 do Seminário 1, e também o prefácio que Lacan escreveu para a tese de Anika Rifflet-Lemaire, publicada sob o título *Jacques Lacan*, p.401-7.

16. Serge Leclaire, *Psicanalisar*, p.81-140.

17. Parece-nos que Lacan fez um lapso quando falou disso no Seminário 11, p.226, atribuindo esse desenvolvimento ao artigo escrito em colaboração com Laplanche, ao passo que naquela primeira descrição do caso Leclaire não tinha mencionado esse signficante.

18. *Psicanalisar*, p.85.

19. *L'inconscient*, p.128. Na edição brasileira, p.152.

20. Combinamos as duas descrições do sonho, às p.86 de *Psicanalisar* e p.110 de *L'inconscient*, p.151-2 da edição brasileira.

21. *Psicanalisar*, p.86-7.

22. *L'inconscient*, p.129. Na edição brasileira, p.152-3.

23. Ibid., p.130. Na edição brasileira, p.153.

24. *Psicanalisar*, p.93-4 e 97.

25. Idem. (A tradução brasileira tem erros graves nesse trecho, como por exemplo traduzir "fantasme" para "imaginação"; portanto, conservamos algumas de nossas próprias escolhas de tradução).

26. Seminário 11, p.236.

27. Isso é o que deduzimos de uma das versões do sonho. A outra versão diz:"o que procuramos pensando em um prego enferrujado, mas encontramos uma foice." Qual versão corresponde ao relato do paciente? De toda forma, isso não muda o sentido geral dessa série.

28. Cf. Lacan, *Radiophonie*, p.99.

Capítulo 4. Os exemplos mitológicos e literários que ilustram a "metáfora teatral"

1. Lacan, Seminário 2, p.339.
2. Cf. o ato V, primeira cena – o episódio no qual Hamlet e Laertes se confrontam diante do túmulo de Ofélia, que, morta, volta a ser desejável aos olhos de Hamlet, quando ele escuta a expressão da dor de Laertes.
3. Nós aliás o fizemos parcialmente na dissertação de DEA defendida na Université de Paris VIII em setembro de 1989 (inédito).
4. Lacan consagra a isto uma parte de seu Seminário 6, nas várias lições entre 4 de março de 21 de abril de 1959.

5. Jacques Aubert, "Sur James Joyce: galeries pour un portrait, in: *Joyce avec Lacan*, 1987, p.69-84 – também publicado em *Analytica*, n°4, com o debate que se seguiu à conferência.

6. Termos que o próprio Lacan não deixou de utilizar várias vezes.

7. Jacques Lacan. "Introdução à edição alemã de um primeiro volume dos *Escritos*" (1975), p.10-11.

8. Eis o que Freud diz sobre isso: "Os meios dos quais se serve a neurose obsessiva para exprimir seus pensamentos mais secretos, a linguagem desta neurose, são apenas de certo modo um dialeto da linguagem histérica." (Freud, "Notas sobre um caso de neurose obsesiva", p.160).

9. Quanto ao discurso da universidade, ele é interessante para formular certos elementos da estrutura obsessiva: o mais-de-gozar no lugar do Outro, a promoção do Saber ao lugar de agente, a produção de um sujeito dividido, o problema do retorno do recalcado na S_2/S_1, e outros. Entretanto, não estamos de acordo com aqueles que afirmam categoricamente que o discurso da universidade é o discurso do obsessivo. Lemos um artigo de Roland Chemama sobre isso ("Quelques réflexions sur la névrose obsessionnelle à partir des 'quatre discours'", *Ornicar?*, 1975, n°3, p.71-83) que, a despeito de certa idéias interessantes, comporta, em nossa opinião, incorreções. O autor, para justificar sua hipótese, fala, a propósito do discurso da universidade, de uma "disjunção do sujeito ao falo", utilizando a definição que Lacan dá do falo mantido "fora do jogo" no sonho do paciente de Ella Sharpe tratado no Seminário 6. Ora, não vemos nada, nos propósitos de Lacan neste seminário, que pudesse vir ao apoio desta idéia; ao contrário, Lacan fala freqüentemente do falicismo do obsessivo. Além do mais, Chemama emite, várias vezes, enunciados do tipo "o obsessivo não é

nunca o homem dos julgamentos categóricos, é sempre aquele dos julgamentos hipotéticos e disjuntivos" (p.82), o que implicaria justamente na existência do obsessivo-padrão que nós refutamos.

10. Cf. Colette Soler, "Le choix de la névrose", *Quarto*, 1986, n° 24, p.50.

11.Ver a este respeito o comentário de Lacan sobre o paciente de Ella Sharpe que já mencionamos, que serve para introduzir o que há de particular na maneira pela qual o paciente põe em jogo sua estrutura.

12. Nós nos baseamos sobre fontes diversas: P. Commelin, *Mythologie grecque et romaine*. Paris, Garnier, 1960; Pierre Grimal, *Dictionnaire de la mythologie grecque et romaine*, Paris, PUF, 1951; Robert Graves, *Les mythes grecs*, 1958, traduzido do inglês por Mounir Hafez, Paris, Fayard, 1967. A última descrição retoma Ovídio (*Heroides*, canto XVI, versos 34-38; 53-88 e 162-168), Higino (*Fábulas*, 92) e Luciano (*Diálogos dos deuses*, 20).

13. Seminário 8, p.206.

14. Ovídio, *Heroïdes*, 7 a.C.(?), Paris, Les Belles Lettres, 1991, p.101.

15. Átrida: relativo a Atreu, o pai de Menelau.

16. Homero. *Iliade*, edição bilíngüe grego-francês, Paris, Les Belles Lettres, 1961, canto III, versos 352-382.

17. Heitor supõe que Páris fica longe do combate por ressentimento contra os troianos, que o detestam e o entregariam de bom grado aos aqueus.

18. Ibid., p.165, canto VI, versos 325-331.

19. Trata-se aí de uma outra tradução da *Ilíada*: Homère. *Iliade*. Traduzido do grego por Robert Flacelière, Paris, Gallimard, Bibliothèque de la Pléiade 1955, p.135, canto III, por volta do verso 40.

20. Idem.

21. Ibid., p,278, canto XI, por volta do verso 360.

22. Ibid., p.326, canto XIII, por volta do verso 782.

23. Seminário 2, cap.XXI, "Sósia", p.325-42.

24. *Amphitryon 38*, intitula Jean Giraudoux em 1929, recenseando desde a Antigüidade 37 obras dramáticas sobre o tema. Depois disso, encontramos ainda *Alcmena* de Eckart Peterick (1959), *Anfitrião* de Georg Kaiser (1948) e *Anfitrião* de Peter Hacks (1968).

25. Por isso não traduzimos seu nome, mantendo a escolha de Molière, ao contrário dos demais personagens que têm existência mitológica.

26. Molière, *Amphitryon*, Paris, Larousse, 1991.

27. Lacan, Seminário 2, p.330.

28. Seminário 2, p.331.

29. Seminário II, p.332-335.

30. Lacan, Seminário 2, p.336-7. As próximas duas citações, ibid., p.337 e 338.

31. Cf. Graves, Roberts. Les mythes grecs (1958). Paris, Fayard, 1967, páginas 352-3.

32. Plauto. *Amphitryon*, in *Les comédies de Plaute*. Paris, Hachette, 1876. vo.I, p.49.

33. Termo que aliás, ele utiliza: "Recommence à vivre, comme autrefois, en bonne intelligence avec ton Alcmène; elle n'a pas mérité tes reproches, elle a cédé à ma toute-puissance." (p.53). (Recomeça a viver, como antes, em bom entendimento com tua Alcmena; ela não mereceu tuas admoestações, ela cedeu à minha onipotência).

34. p.48.

35. p.53.

36. p.50. Aliás, uma das versões da mitologia diz que Amphitryon se preparava para queimar Alcmena numa fogueira, e que Júpiter teve que enviar uma tempestade para apagar o fogo. Cf. Robert Graves, *Les mythes grecs*, mesmas páginas.

37. p.39: "Voilà comme doit être un bon serviteur; il faut qu'il fasse comme ses maîtres, et qu'il compose son visage sur le leur: triste s'ils sont tristes, gai s'ils sont gais." (Eis como deve ser um bom servidor; é preciso que ele faça como seus patrões, e que ele componha seu rosto sobre o deles: triste se eles estão tristes, alegre se eles estão alegres).

38. Lacan, Jacques. O Seminario. Livro 5. As formações do inconsciente. Rio de Janeiro, Jorge Zahar, 1999, páginas 272-279.

39. Jean Genet, *Le balcon*, Paris, Marc Barbezat/L'Arbalète, 3ªed., 1962,.

40. p.37. Mais tarde – p.65 – esta ilusão do imaginário aparece em toda a sua dimensão de semblante: "Eles todos querem que tudo seja o mais verdadeiro possível... Menos alguma coisa indefinível, que fará com que não seja verdadeiro."

41. É assim que Irma, a cafetina, se refere à realidade exterior, comparada àquela do bordel: "Eles [os personagens] são, na vida, suportes de um desfile que eles devem arrastar pela lama do real e do cotidiano. Aqui a Comédia, a Aparência, são conservadas puras, a Festa intacta." (p.64-5).

42. p.81.

43. p.82.

44. p.137.

45. p.127.

46. Esta citação na p.141, as seguintes nas p.150, 146 e 153.

47. Pierre Corneille, *La place Royale* (1633), in *Théâtre complet*, Paris, Garnier, 1971, t.1, p.471-531.

48. Fernando Pessoa. "A falência do prazer e do amor", in *Obra poética*, Rio de Janeiro, Nova Aguilar, 9ªed., 1986, p.641-49.

Capítulo 5. O significante e o gozo no Homem dos Ratos

1. Estes exemplos foram extraídos da edição francesa do *Journal d'une analyse,* cujas referências, para simplificar, só citaremos como números das páginas do texto em francês até a página 91 inclusive (estas primeiras 91 páginas não foram publicadas na Standard por decisão de James Strachey, portanto escreveremos a letra F entre parênteses para relembrar ao leitor de que se trata-se da paginação francesa), e do *Registro original do caso,* que está nas páginas 259 a 317 da Standard Brasileira também já citada, edição de 1976, vol.10. Recapitulando: sempre que citarmos números de páginas acima de 91, trata-se da paginação da Standard Brasileira. Diferenças importantes entre nossa tradução e a tradução da edição brasileira serão também assinaladas em notas. Mantivemos nossa tradução devido aos inúmeros erros da Standard. Agrupamos várias referências em algumas notas por razões de formatação.

2. Procure as últimas referências nas páginas 69 (F), 270 (em português: "isto ele interpretou como um augúrio"), 277 (o nome próprio na Standard é Hertz e não Adler como no original) e 265.

3. p.272. A Standard traduz isso de forma completamente diferente, como "algum dia você vai meter coisas dentro de sua cabeça". Segundo a tradutora francesa, os tradutores da Standard se confundiram ao ler

Kopf (cabeça), mas no original a palavra é *Knopf* (que deve ser entendido no sentido de botão de flor). Isto é retomado em um sintoma hipocondríaco – a ponte verbal com a palavra *kopf* evoca nesse enunciado a "massa de sangue informe na cabeça" do qual o paciente se queixa (p.271).

4. Procure as últimas referências nas p.315, 316, 286 e 396. Na Standard: "uma bunda que nem pedra".

5. Ver também as p.291 e 293.

6. Trata-se de um lapso de Freud, o verdadeiro título era *Dichtung und Wahrheit* (Ficção e realidade). Trata-se aí do mesmo episódio da vida de Goethe comentado por Lacan em *O mito individual do neurótico* (citado), episódio no qual, aliás, vemos a relação do sujeito obsessivo com seu objeto enquanto impossível.

7. Procure as últimas referências nas p.262, 301, 277 e 313 (nessa última: trecho traduzido na Standard Brasileira como "estou cagando para isso".

8. p.297. *Parch*: atarracado, de má índole (a Standard Brasileira traduz como "uma pessoa fútil").

9. Ambos os exemplos estão na p.284. *Miessnik* significa feiosão.

10. p.282. Não temos necessidade de retornar à explicação bem conhecida da reprodução, no paciente, do pacto que presidiu o casamento de seus pais: deve ele esposar a filha de Freud ou sua prima?

11. O trocadilho vale em alemão: a palavra *Schwanz* ("rabo") é usada em gíria no sentido de "pênis".

12. p.286. E ainda essa fantasia de transferência: "Entre duas mulheres, minha esposa e minha mãe [aquelas de Freud], um arenque se estende do ânus de uma ao de outra." (p.306).

13. p.273. A Standard substitui o nome Anna, do original alemão, por Lise. Freud interpreta diferentemente este sonho, fazendo menção à maior complexidade desta Anna em comparação com Olga. A passagem da "discussão de um assunto abstrato" a esta máquina que o deixa impressionado, para nós, diz mais.

14. p.304. Mais um enorme erro de tradução da Standard. Figura nessa última, em vez de "e ele ficava muito importuno": "e ele achara muito graça". Os tradutores da Standard leram *lustig* (divertido, alegre), quando na verdade, a palavra em alemão é *lästig* (importuno, incomodativo, chato). É interessante notar que no caso publicado, Freud acrescenta: *und blieb unbefriedigt* ("e ele continuava insatisfeito"), p.193 da Standard, o que confirma que o paciente ficava importunando o analista a respeito disso, e não que ele achava graça.

15. p.299. *Sterben* (morrer) poderia ter sido tomado por uma criança de quatro anos (idade que o paciente tinha quando sua irmã morreu) por *Scherben* (pedaços de um objeto quebrado).

16. p.271. Isto se relaciona também com a expressão freqüentemente empregada pelo pai do paciente – "*Nürnberger Trichter*" ("o funil de Nuremberg" – por extensão, método de ensino que deveria dar certo mesmo com um aluno nada dotado). A tradutora da versão francesa acrescenta, com toda a razão, uma nota apelando para o verbo *eintrichtern*: fazer entrar [o saber] como com a ajuda de um funil.

17. p.91 (F).

18. p.280. Outro erro da Standard: nela consta *Gleijsamen*, com troca de posições entre duas letras. O original alemão é claríssimo, inclusive na análise do significado de cada letra: a letra *j* indubitavelmente vem antes da letra *i*.

19. p.304.

20. Procure as últimas referências nas p.39 (F), 81 (F), 261 a 264 (vários exemplos – nessa última página, a Standard traz "assassinar o pai de alguém" ao passo que no original alemão trata-se do "próprio pai"), 273 (na Standard: "você não pode"), e 274.

21. p.296. Mais um erro flagrante da Standard, que traduz a respeito do dinheiro que não é bendito: "não há evocação de qualquer benefício a respeito dele". O original alemão é claramente uma alusão bíblica a uma bênção: "*es ruht kein Segen darauf*".

22. Não voltaremos à historia tão comentada do reembolso do pince-nez.

23. Procure as últimas referências nas p.311 (ver igualmente p.287, na fórmula ligeiramente modificada "Cada florim, um rato"), 296, 311 duas vezes (a Standard traduz: "como fazia com a prostituta"), 300, 288 e 289.

24. p.311 – encontramos aqui um traço do qual falamos muito em nosso último capítulo.

25. Procure as últimas referências nas p.314-5 (nessa última, na Standard: "meios de estragar seu caso"), 263, e 81 (F).

26. Conforme o impulso de fazer mal à dama venerada (p.31 F), entre muitos outros exemplos.

27. p.. Chega a ser engraçado este outro erro de tradução da Standard: "deu um beijo no traseiro dela", quando o original traz um tapa...

28. p.277-8, e também 276.

29. Trata-se do episódio do "cu de pedra", p.306.

30. p.281. Aliás, outras formas de gozo perverso igualmente o enojam, conforme a fantasia fetichista estragada pela idéia dos pés sujos, cheios de estrias negras (p.137) e o horror das práticas sexuais orais (p.155).

31. Não voltaremos ao nosso comentário sobre a fantasia fundamental para a qual propusemos uma fórmula: "Tortura-se um prisioneiro".

32. Um outro fator: a degradação do objeto fornece igualmente ao obsessivo um toque perverso.

33. p.310. A explicação de Freud – a mulher seria a mãe da prima – parece-nos mais uma vez insuficiente. Além dos elementos de desdobramento e de transferência de gozo que nos parecem claros, assinalamos ainda esta inchação do objeto que acaba por explodir: na medida em que este objeto é preenchido pelo significante ideal, ele não suporta a potência deste significante. Notável também é o fato de que, por esta fantasia, o sujeito percebe que o outro goza em sua divisão – mais um toque perverso.

Capítulo 6. O obsessivo, o tempo e a morte

1. Lacan, Seminário 1, p.326-7.

2. Lacan, "O tempo lógico...".

3. Lacan, Seminário 20, p.67.

4. Isso nos lembra igualmente a problemática do desenvolvimento da criança, cuja maturação insuficiente a põe em condições de ser pressionado pelo objeto.

5. Lacan, "O tempo lógico...", p.211.

6. Lacan, "Função e campo...", p.313-7.

7. Cf. Lacan, Seminário 6, inédito, lição de 17 de junho de 1959 (Há alguma incerteza quanto à data dessa lição. Em todo caso, trata-se da quarta lição de trás para diante, sobre o perverso e o neurótico).

8. Idem.

9. Idem.

10. Por exemplo, na p.825 dos *Escritos*, em "Subversão do sujeito", onde se trata do álibi do obsessivo: esperar a morte do Mestre.

11. Encontramos em um texto de Serge Leclaire uma ilustração interessante desse ponto: "Philon [o paciente de quem ele fala] é esperto demais. Ele já sabia que existe um Mestre perfeito, incontestado, o único, a Morte, e no entanto, embora soubesse que ao reconhecê-la ele ganharia sua saudação, ele desvia-se lá também, e para escapar-lhe, finge de morto, se oferece hipocritamente antes mesmo de ter vivido: 'porque você me pega, ele lhe diz em seu sonho, já que eu estou como que já morto?'." ("L'obsessionnel et son désir", *L'Evolution Psychiatrique*, Paris, Centre d'Etudes Psychiatriques, 1959, fasc. III, p.405).

12. Além do fato de ela ser uma realidade "falicizada", conforme um capítulo anterior.

13. Lacan, "Função e campo...", p.258.

14. Lacan, Seminário 8, p.208.

15. Freud, "História de uma neurose infantil' (1914), p.63 (nota).

16. Eis aqui uma citação interessante: "A função comum, tanto no homem quanto na mulher, do desejo fálico é o que eu acabo de lhes dizer. É sorte da mulher ela não o ter, para poder desejá-lo, porque para o homem, é preciso a castração para que seu desejo vá em direção à vida. O falo, objeto no cofre da demanda, é um falo morto. Procurem no

obsessivo o que acontece com o tipo de amor que ele cultiva: parece um rito funerário, a honra ao falo embalsamado. Se soubéssemos que o objeto é um objeto morto, não diríamos tanta besteira sobre a maturação da psicanálise. O seio é um seio cortado ..., o desejo vai em direção à marca da linguagem." Lacan, "De ce que j'enseigne", Conferencia inédita no *Evolution Psychiatrique* de 23.1.1962. Citado sob reservas.

17. Lacan, *L'étourdit*, p.44.

18. É por isso que dizemos que eles seriam apagados "de uma certa maneira", não completamente – de fato, é a significação fixa que será apagada.

19. Lacan, "Le symbolique, l'imaginaire et le réel" (1953), p.410.

20. Ibid., p.420-1

21. Serge Leclaire, "La mort dans la vie de l'obsédé", *La Psychanalyse*, n°2, 1956, p111-44.

22. Esses fragmentos correspondem traço a traço ao que nós tentamos demonstrar. Lamentamos entretanto que o estilo do autor não nos deixe separar nitidamente o que reflete verdadeiramente o material clínico e o que pertence ao modo pelo qual ele interpreta o que observa em seu paciente.

23. Ibid., p.120. As próximas várias citações do mesmo texto podem ser encontradas nas p.121, 127, 128, 136, 137 e 118.

Capítulo 7. O final de análise para o obsessivo

1. Cf. uma elaboração de Jacques-Alain Miller em seu curso op. cit.

2. Lacan, "Nota italiana" (1973), p.6.

3. Lacan, "La troisième" (1974), p.193.

4. Isso é igualmente válido para a histérica, cf. as formulações de Lacan sobre a Bela Açougueira no texto "A direção do tratamento", in *Escritos*, p.591-652.

5. Retomamos aqui uma elaboração de Colette Soler em seu curso na Universidade de Paris VIII, em 6.3.91.

6. Lacan, "Discours à l'EFP", 1970, p.14.

7. É o que Lacan quer dizer ao falar de fixar o sujeito "à sua privada".

8. A esse respeito, Lacan diz no "Discurso à EFP" (p.24) que o analista bem quer "ser uma merda, mas nem sempre a mesma ..., e não é também qualquer uma". O analista deve perceber que "essa merda não é dele".

9. Respondemos a essa questão com Serge Cottet, em uma conferência intitulada "Sobre o psicanalista objeto [a]", pronunciada em Salvador e publicada em *Falo – Revista Brasileira do Campo Freudiano*, nº1, p.73-80.

10. Lacan, "Résumé du séminaire *L'acte psychanalytique*", *Ornicar?*, nº29.

11. Lacan, Seminário 20, p.129.

12. Eric Laurent, *Deux exemples de passe dans l'enseignement de Lacan*, p.191-4.

13. Lacan, "Proposição de 9 de outubro" (segunda versão, p.10).

14. Idem.

15. Aliás, essa é uma relação que o sujeito tenta estabelecer no seio da própria análise. Lacan, em sua conferência na Faculdade de Medicina de Estrasbourgo, em 10.6.67, diz que o desejo do obsessivo, em análise, quer fazer surgir a todo custo a demanda do analista.

16. Lacan, Seminário 11, p.258, essa e a próxima citação.

17. Também é preciso não confundir, evidentemente, o gozo e o prazer. O gozo e o bem-estar são mesmo antinômicos, e, para Lacan, o princípio do prazer equivale ao temor de gozar.

18. Cf. uma elaboração de Jacques-Alain Miller em seu curso na Universidade de Paris VIII, em 26.2.92.

19. Lacan, *Televisão*, p.45.

20. A citação exata é assim – já que nós a traduzimos mais ou menos acima, aqui nesta nota a manteremos em francês devido ao efeito de homofonia que só se verifica nessa língua: "Où en tout ça, ce qui fait bon heur? Exactement partout. Le sujet est hereux. C'est même sa définition puisqu'il ne peut rien devoir qu'à l'heur, à la fortune autrement dit, et que tout heur lui est bon pour ce qui le mantient, soit pour qu'il se répète."

21. Enfim, quase... ver a esse respeito nossa conclusão.

22. Isso merece um comentário relativamente longo, que colocamos em nota para não entrecortar nosso raciocínio. Dissemos acima que uma das possibilidades para o sujeito na travessia é aquela de se referenciar sobre sua falta-a-ser. Isso pode parecer incompatível com o que avançamos presentemente – a renúncia à falta-a-ser. Não se trata disso. Referenciar-se quer dizer ter acesso a um certo saber sobre o seu ser. O sujeito pode perfeitamente referenciar-se sobre sua falta-a-ser e, ao fazer isso, não ter mais necessidade de ocupar o mesmo lugar. Isso, aliás, corresponde à operação de destituição subjetiva, do lado do analisante. O neurótico, na fantasia, preenchia sua falta-a-ser através do objeto. Desde que a natureza vazia desse objeto revela-se na travessia, o ser do sujeito ganha em densidade, no sentido da emergência de um desejo novo, um desejo para-além da fantasia. O correlato dessa

operação é o "des-ser" que se instala do lado do analista. É o analista que perde sua densidade para o sujeito, e vem a ocupar o lugar desse objeto esburacado, esvaziado, esse dejeto.

23. Fórmulas utilizadas por Jacques-Alain Miller em seu curso op. cit.

24. O gozo, aliás, dá conta da satisfação que o sujeito encontra em seu sintoma, isso que Freud chamou de masoquismo primário.

25. Lacan, Seminario 24, lição de 16.11.1976, *Ornicar?*, 12/13, p.6-7.

26. Lacan, "Subversão do sujeito", in *Escritos*, p.831.

Conclusão

1. Trata-se da primeira frase da conferência "De la psychanalyse dans ses rapports avec la réalité".

2. Seminário 11, p.258. No original francês: *réperage* (preferimos *balizamento* a *distinção*).

3. Seminário 8, p.248.

4. Lacan, "Subversão do sujeito", in *Escritos*, p.838.

5. Nossa analogia tem, certamente, a inconveniência de dar ao objeto *a* uma consistência que não é a sua. Essa consistência é com efeito lógica, a natureza desse objeto é mais aquela do buraco, do vazio. Mas continuemos, desculpando-nos ao dizer que não há analogia perfeita.

6. Molière, *L'école des femmes*.

BIBLIOGRAFIA

Sempre que possível, foram citadas as fontes em português. As demais fontes foram citadas no original.

Obras de Sigmund Freud

Abreviações e nota a respeito da citação bibliográfica das obras de Sigmund Freud:

Esta bibliografia refere-se à Edição Standard Brasileira das Obras Psicológicas Completas de Sigmund Freud, traduzidas do alemão e do inglês por Jayme Salomão, Rio de Janeiro, Imago, 1976, em 24 volumes. A abreviação ESB será sucedida por caracteres romanos para o volume, e arábicos para os números das páginas. As datas que precedem o título indicam o ano da publicação original. As datas nas quais cada texto foi escrito, caso elas sejam diferentes da data de publicação, serão citadas em itálico e entre parênteses. As letras que sucedem as datas são aquelas da classificação de A. Tyson e J. Strachey. A ordem cronológica é aquela das publicações originais.

1900a *[1889]. A interpretação de sonhos. ESB* IV-V, 1-663.

1901b. *A psicopatologia da vida cotidiana. ESB* VI, 1-341.

1905e *[1901].* "Fragmento da análise de um caso de histeria". *ESB* VII, 5-128.

1909b. "Análise de uma fobia em um menino de cinco anos". *ESB* X, 15-158.

1909c *[1908]*. "Romances familiares". *ESB* IX, 243-250.

1909d. "Notas sobre um caso de neurose obsessiva". *ESB* X, 159-318.

1912-13. *Totem e tabu*. *ESB* XIII, 17-192.

1914g. "Recordar, repetir e elaborar (Novas recomendações sobre a técnica da psicanálise II)". *ESB* XII, 193-207.

1916b. "Um paralelo mitológico com uma obsessão visual". *ESB* XIV, 381-2.

1916-17 *[1915-17]*. *Conferências introdutórias sobre psicanálise* (XVI), *ESB* XVI, 289-552.

1918b *[1914]*. "História de uma neurose infantil". *ESB* XVII, 19-152.

1920g. *Além do princípio do prazer*. *ESB* XVIII, 17-90.

1926d *[1925]*. "Inibições, sintomas e ansiedade" ["Inibição, sintoma, angústia"]. *ESB* XX, 107-210.

1930a *[1929]*. *O mal-estar na civilização*. *ESB* XXI, 81-178.

1940a *[1938]*. "Esboço de psicanálise". *ESB* XXIII, 168-246.

1950a. *[1895] Projeto para uma psicologia científica*. *ESB* I, 381-511.

1955a *[1907-1908]*. *L'homme aux rats, journal d'une analyse*. Edição bilíngüe (alemão-francês). Traduzido do alemão por E.R. Hawelka. Paris, PUF, 3ªed., 1992, 286p. *ESB* X, 251-318.

Obras de Jacques Lacan

ESCRITOS (1966). Traduzido do francês por Vera Ribeiro; rev. téc. Antonio Quinet e Angelina Harari. Rio de Janeiro, Jorge Zahar, 1998, 937p.

1936. "Para-além do 'princípio de realidade'", p.77-95.

1945. "O tempo lógico e a asserção de certeza antecipada", p.197-213.

1949. "O estádio do espelho como formador da função do eu", p.96-103.

1953. "Função e campo da fala e da linguagem em psicanálise", p.238-324.

1954. "Introdução ao comentário de Jean Hyppolite sobre a 'Verneinung' de Freud", p.370-82.

1954. "Resposta ao comentário de Jean Hyppolite sobre a 'Verneinung' de Freud", p.383-401.

1955. "Variantes do tratamento-padrão", p.325-64.

1955 (abr). "O seminário sobre 'A carta roubada'", p.13-68.

1957 (fev). "A psicanálise e seu ensino", p.438-60.

1957 (mai). "A instância da letra no inconsciente ou a razão desde Freud", p.496-536.

1957 (dez). "De uma questão preliminar a todo tratamento possível da psicose", p.537-90.

1958 (mai). "A significação do falo", p.692-703.

1958 (jul). "A direção do tratamento e os princípios de seu poder", p.591-652.

1958 (jul). "Observação sobre o relatório de Daniel Lagache: 'Psicanálise e estrutura da personalidade'", p.653-91.

1960. "Subversão do sujeito e dialética do desejo no inconsciente freudiano", p.807-42.

1960. "Posição do inconsciente", p.843-64.

1964. "Do 'Trieb' de Freud e do desejo do psicanalista", p.865-68.

1965. "A ciência e a verdade", p.869-92.

1966. "Do sujeito enfim em questão", p.229-37.

O SEMINÁRIO: texto estabelecido por Jacques-Alain Miller

Livro 1. *Os escritos técnicos de Freud*. (1953-54). Traduzido do francês por Betty Milan. Rio de Janeiro, Jorge Zahar, 1986, 336p.

Livro 2. *O eu na teoria de Freud e na técnica da psicanálise*. (1954-55).

Traduzido do francês por Marie Christine Laznik Penot e Antônio Luiz Quinet de Andrade. Rio de Janeiro, Jorge Zahar, 1985, 413p.

Livro 3. *As psicoses*. (1955-56). Traduzido do francês por Aluísio Menezes. Rio de Janeiro, Jorge Zahar, 1985, 366p.

Livro 4. *A relação de objeto.* (1956-57). Traduzido do francês por Dulce Duque Estrada; rev. téc. Angelina Harari. Rio de Janeiro, Jorge Zahar, 1995, 456 p.

Livro 5. *As formações do inconsciente.* (1957-58). Traduzido do francês por Vera Ribeiro; rev. téc. Marcus André Vieira. Rio de Janeiro, Jorge Zahar, 1999, 531p.

Livro 7. *A ética da psicanálise*. (1959-60). Traduzido do francês por Antonio Quinet. Rio de Janeiro, Jorge Zahar, 1988, 396p.

Livro 8. *A transferência*. (1960-61). Traduzido do francês por Dulce Duque Estrada; rev. téc. Romildo do Rêgo Barros. Rio de Janeiro, Jorge Zahar, 1992, 386p.

Livro 11. *Os quatro conceitos fundamentais da psicanálise*. (1963-64). Traduzido do francês por M.D. Magno. Rio de Janeiro, Jorge Zahar, 269p.

Livro 17. *O avesso da psicanálise*. (1969-70). Traduzido do francês por Ari Roitman e Antonio Quinet. Rio de Janeiro, Jorge Zahar, 1992, 209p.

Livro 20. *Mais, ainda*. (1972-73). Traduzido do francês por M.D. Magno. Rio de Janeiro, Jorge Zahar, 1985, 201 p.

Livre 22. *RSI* (1974-75) In: *Ornicar? Bulletin Périodique du Champ Freudien*, Paris, Lyse, 1975-6, n° 2 a 5.

Livre 23. *Le sinthome*. (1975-76). In: *Ornicar? Bulletin Périodique du Champ Freudien*. Paris, Lyse, 1976-77, n° 6 a 11.

Livre 24. *L'insu que sait de l'une-bévue s'aile à mourre*. (1976-77). In: *Ornicar? Bulletin Périodique du Champ Freudien*. Paris, Lyse, 1977-79, n° 12/13 à 17/18.

O SEMINÁRIO : Livros inéditos, citados sob reserva:

Livre 6. *Le désir et son interprétation* (1958-59). Parcialmente publicado (sete lições sobre *Hamlet*) in: *Ornicar?* 1981-83, n° 24-27

Livre 9. *L'identification* (1961-62).

Livre 10. *L'angoisse* (1962-63).

Livre 12. *Problèmes cruciaux pour la psychanalyse* (1964-5).

Livre 13. *L'objet de la psychanalyse* (1965-66).

Livre 14. *La logique du fantasme* (1966-67).

OUTROS TEXTOS DE JACQUES LACAN:

1938. *Os complexos familiares.* Rio de Janeiro, Jorge Zahar, 1987, 92 p.

1952. *Séminaire sur l'Homme aux Loups.* Inédito, notas de classe de origem incerta, citado sob reservas.

1953. "O mito individual do neurótico". *Falo – Revista Brasileira do Campo Freudiano.* Fator, Salvador, 1987, n°1, p.9-19.

1953. "Le symbolique, l'imaginaire et le réel". Conferência na Sociedade Francesa de Psicanálise. *Bulletin de l'Association Freudienne*, 1982, n°1, p.4-13.

1956. "Réflexions sur le Wo Es war, soll Ich werden". Intervenção depois da exposição de A. Hesnard na Sociedade Francesa de Psicanálise, *La Psychanalyse*, 1957, n°2, p.323-24.

1956. "Intervention après l'exposé de C. Lévi-Strauss à la Société Française de Philosophie, le 21.5.1956". *Bulletin de la Société Française de Philosophie.* 1956, n°3, p.113-19.

1960. "Leçons publiques du docteur Jacques Lacan à la Faculté Universitaire Saint-Louis à Bruxelles, les 9 et 10 mars 1960". *Quarto*, 1982, n°6, p.5-24.

1962. "De ce que j'enseigne". Conferência inédita em *l'Evolution Psychiatrique*, em 23.1.1962. Citada sob reservas.

1963. "Le Séminaire interrompu – leçon du 20.11.63 sur "Les Noms du Père"". In: *L'Excommunication.* Supplément à *Ornicar?*, 1977, n°8, p.110-11.

1967 (jun). "Conférence à la Faculté de Médecine de Strasbourg, le 10.6.67". Publicada em coletânea não autorizada intitulada *Les Petis Ecrits*, p.455-68, citada sob reservas.

1967. (9 out). "Proposição de 9 de outubro de 1967 sobre o psicanalista da escola". Traduzido por Angelina Harari. *Opção Lacaniana – Revista Brasileira Internacional de Psicanálise*, n°17, novembro de 1996, p.5-12. Primeira versão: traduzido por Paulo Siqueira. Ibid., n°16, agosto de 1996, p.5-12.

1967 (22 out). "Discours de clôture des Journées sur les psychoses chez l'enfant". *Recherches*, dezembro 1968 (n° especial): tomo II, p.143-52. Igualmente in: *Quarto* n°15, p.27-32.

1967 (6 dez). "Discours à l'EFP", *Scilice – Revue du Champ Freudien*. Paris, Seuil, 1970, n°2/3, p.9-29.

1967 (18 déz). "De la psychanalyse dans ses rapports avec la réalité". *Scilicet – Revue du Champ Freudien*. Paris, Seuil, 1968, n°1, p.51-60.

1968. "Résumé du séminaire *La logique du fantasme*". *Annuaire de l'Ecole Pratique des Hautes Etudes*. Section des Sciences Economiques et Sociales, 1967-68, p.189-94.

1969 (déz). Prefácio para a tese de Anika Rifflet – Lemaire, publicada sob o título *Jacques Lacan*. Bruxelas, P. Mardage, 1970, p.401-7.

1969. "Résumé du séminaire *L'acte psychanalytique* pour l'*Annuaire de l'Ecole Pratique des Hautes Etudes Supérieure*". *Ornicar?* 1984, n°29, p.7-25.

1970-71. "Conferências no Hospital Sainte-Anne sob o título *Le savoir du psychanalyste*". Inédito, citado sob reservas.

1970. *Radiophonie*. (5.6.70). *Scilicet – Revue du Champ Freudien*. Paris, Seuil, 1970, n°2/3, p.97.

1972. "Jacques Lacan à l'Ecole Belge de Psychanalyse". *Quarto*, 1981, n°5, p.4-22.

1972. "L'étourdit". *Scilicet - Revue du Champ Freudien*. Paris, Seuil, 1973, n°4, p.5-52.

1973. "Nota italiana". *Opção Lacaniana – Revista Brasileira Internacional de Psicanálise*, n°11, novembro de 1994, p5-8.

1973. "Introdução à edição alemã de um primeiro volume dos *Escritos*". *Falo – Revista Brasileira do Campo Freudiano*, Salvador, Fator, jan-jun 1988, p.10-11.

1973. *Televisão*. Traduzido do francês por Antonio Quinet. Rio de Janeiro, Jorge Zahar, 1993, 89p.

1974. "La troisième. Conférence au Congrès de l'EFP à Rome, le 1.11.1974". *Lettres de l'EFP*, 1974, n°16, p.178-203.

1976. "Clôture du Congrès de Strasbourg de l'EFP, le 24.3.76". *Lettres de l'EFP*, 1976, n°19, p.555-59.

Outros autores

Aubert, Jacques. "Sur James Joyce: galeries pour un portrait". In: *Joyce avec Lacan*. Paris, Navarin, 1987, p.69-84; igualmente in: *Analytica* n°4, com o debate que se seguiu à conferência.

Bouvet, Maurice. "Incidences thérapeutiques de la prise de conscience de l'envie du pénis dans la névrose obsessionnelle féminine". *Revue Française de Psychanalyse*. vol. XIV, n°2, 1950, p.215-43.

———. "La cure type" (1954). In: *Oeuvres psychanalytiques*. Tome II: *Résistances, Transfert*. Paris, Payot, 1985, p.9-96.

Clastres, Guy; Cottet, Serge e outros. "Demande, désir, jouissance dans la névrose obsessionnelle". In: *Hystérie et obsession.* Paris, Navarin, 1985, 1986, p.315-25.

Claudel, Paul. "Le pain dur". In: *L'Otage, suivi de Le pain dur et de Le père humilié*. Paris, Gallimard, 1939-1948,440p.

Chemama, Roland. "Quelques réflexions sur la névrose obsessionnelle à partir des 'quatre discours'. *Ornicar?*, 1975, n°3, p.71-83

Commelin, P. *Mythologie grecque et romaine*. Paris, Garnier, 1960, 516p.

Corneille, Pierre. *La place Royale*. (1633). In: *Théâtre complet*. Paris, Garnier, 1971, t.1, p.471-531.

Cottet, Serge. *Freud e o desejo do psicanalista* (1982). Rio de Janeiro, Jorge Zahar, 1990.

———. "Sobre o psicanalista objeto *a*". Traduzido do francês por Jairo Gerbase. *Falo – Revista Brasileira do Campo Freudiano*. Fator, Salvador, 1987, n°1, p.73-80.

Devereux, Georges. "Some criteria for the timing of confrontations and interpretations". *Int. J. Psychan.* 32(1):19-24, jan 1951.

Ferenczi, Sandor. "Stades dans le développement du sens de réalité" (1916). In:

Oeuvres complètes, t.II: *Psychanalyse II* (1913-1919). Paris, Payot, 1968-81, p.59-65.

Freud, Anna. *O ego e os mecanismos de defesa*. (1946). Tradução de Álvaro Cabral. Rio de Janeiro, Civilização Brasileira, 5ª ed., 1978, 149p.

Genet, Jean. *Le balcon*. Paris, Marc Barbezat/L'arbalète, 3ª ed., 1962, 153p.

Graves, Robert. *Les mythes grecs* (1958). Traduzido do inglês por Mounir Hafez. Paris, Fayard, 1967, 666p.

Grimal, Pierre. *Dictionnaire de la mythologie grecque et romaine*. Paris, PUF, 1951, 574p.

Homero. *Iliade*. Edição bilíngüe (grego-francês). Traduzido por Paul Mazon. Paris, Les Belles Lettres, 1961, tomo I, 172p.

——. *Iliade*. Traduzido do grego por Robert Flacelière. Bibliothèque de la Pléiade. Paris, Gallimard, 1955.

Jones, Ernest. "Etude analytique d'un cas de névrose obsessionnelle". In: *Traité théorique et pratique de psychanalyse*. Traduzido do inglês por S. Jarkélévitch. Payot, Paris, 1925, p.673-704.

Joyce, James. *Portrait de l'artiste en jeune homme* (1914). Traduzido do inglês por Ludmila Savitzky e Jacques Aubert. In: *Oeuvres*. Paris, Gallimard, 1982, p.536-781.

Karno M. et alii. "The epidemiology of obsessive-compulsive disorder in five US communities". *Arch. Gen. Psych.*, vol.45, 1988, p.1094-9.

Laplanche, Jean et Leclaire, Serge. "L'inconscient, une étude psychanalytique" (1961). In: *L'inconscient. Colloque de Bonneval*. Paris, Desclée de Brouwer, 1966, p.95-130. Versão brasileira esgotada: Henri Ey (dir.). *O inconsciente. VI Colóquio de Bonneval*. Tempo Brasileiro, Rio de Janeiro, 1969, 207p.

Laurent, Eric. "Deux exemples de passe dans l'enseignement de Lacan". *Actes - Revue de l'Ecole de la Cause Freudienne*, jun 1991, n°18, p.191-4.

Leclaire, Serge. "La mort dans la vie de l'obsédé". *La Psychanalyse*, n°2, 1956, p.111-44.

——. "L'obsessionnel et son désir". *L'Evolution Psychiatrique*. Paris, Centre d'Etudes Psychiatriques, 1959, fasc.III, p.405.

——. *Psicanalisar*. São Paulo, Perspectiva, 1977.

Lévi-Strauss, Claude. "Sur les rapports entre la mythologie et le rituel". *Bulletin de la Société Française de Philosophie*, 1956, n°3.

Miller, Jacques-Alain. "La suture (Eléments de la logique du signifiant)". *Cahiers pour l'Analyse*, n°1/2, Paris, Seuil (Société du Graphe), 1966, p.35-49.

———. "Réveil". *Ornicar?*,1980, n°20-21, p.49-53.

———. "Quadro comentado das representações gráficas". In: Lacan, Jacques. *Escritos*, op. cit., p.921.

Molière. *Amphitryon* (1667). Paris, Larousse, 1991, 222p.

———. *L'école des femmes* (1662). Paris, Librairie Générale Française, 1986, 190p.

Ovídio. *Héroïdes* (7 a.C.?). Traduzido por Marcel Prévost. Paris, Les Belles Lettres, 1991, 163p.

Pessoa, Fernando. *Obra poética*. Rio de Janeiro, Nova Aguilar, 1986, 773p. (poesia citada nas p.641-9).

Pigott, T. et alii. "Controlled comparisons of Clomipramine et Fluoxetine in the treatment of Obsessive-Compulsive Disorder". *Arch. Gen. Psych.*, vol.47, out 1990, p.926-32.

Plauto. *Amphitryon*. In: *Les comédies de Plaute*. Traduzido por E. Sommer. Paris, Hachette, 1876, tomo I, p.5-53.

Schmideberg, Melitta. "Intellektuelle Hemmung und Ess-störung". *Ztschr. f. psa. Päd.*, 8, 1934.

Shakespeare, William. *Hamlet* (1601). Traduzido do inglês por Victor Hugo. Paris, Garnier-Flammarion, 1979, 373p.

Sharpe, Ella Freeman. *Dream Analysis - A practical handbook for psycho-analysts*. Londres, The Hogarth Press and the Institut of Psycho-analysis, 1978, 209p.

Soler, Colette. "Le choix de la névrose". *Quarto* 1986, n°24, p.47-57.

Virgílio. *L'Enéide* (30-19 a.C.). Traduzido do latim por Maurice Rat. Paris, Garnier-Flammarion, 1965, 435p.

BIBLIOGRAFIA COMPLEMENTAR

A) IMPRENSA

Courrier International (hebdomadário). Paris, n°66, 6-12 fev 1992.

Nikkei Ryutsu Shimbun (diário). Tóquio, 19 set 1991.

The Wall Street Journal (diário). New York, 26 set 1991.

B) CONFERÊNCIAS, EXPOSIÇÕES E NOTAS DE CURSO – A MAIORIA INÉDITOS

Blanchet, Réginald. "Le pouvoir du père et la logique du semblant". Conferência inédita pronunciada em 26 mar 1992 no Groupe Franco-Brésilien de Paris de l'Institut du Champ Freudien (notas do autor).

Cottet, Serge. "Études freudiennes". Seminário de pesquisa na Université de Paris VIII, anos 1988-92, inéditos (notas pessoais).

Freire, Ana Beatriz. "'Père, ne vois-tu pas que je brûle'?" Exposição no seminário de pesquisa de Serge Cottet, no Département de Psychanalyse de l'Université de Paris VIII (inédito, notas pessoais).

Leguil, François. Curso na Université de Paris VIII, ano 1988-9 (inédito, notas pessoais).

Miller, Jacques-Alain. "L'orientation lacanienne". Curso na Université de Paris VIII, anos 1988-92 (inéditos, notas pessoais).

———. "Conferências no Primeiro Encontro Brasileiro do Campo Freudiano", Curitiba, 27 e 28.7.87. In: *Lacan Elucidado - Palestras no Brasil*. Rio de Janeiro, Jorge Zahar, 1997, p.221-84.

Soler, Colette. Seminário "Théorie Comparée de la Psychanalyse", no Département de Psychanalyse de l'Université de Paris VIII, ano 1990-91 (inédito, notas pessoais).